医疗健康案例知识发现与智能决策方法

顾东晓/著

国家自然科学基金项目（71301040、71771077）
中国博士后科学基金特别资助项目（2014T70508） 资助

科学出版社

北 京

内 容 简 介

随着健康大数据的形成和人工智能的迅猛发展，智慧医疗和智慧养老建设快速推进，有力推动了医疗健康和养老决策智能化进程。CBR是人工智能的一个重要领域，本书将介绍CBR知识演化、前沿和趋势，CBR方法及其知识演化，基于CBR的临床决策支持系统，基于CBR的模糊多属性诊疗决策支持，基于灰色案例推理的医疗健康决策方法，基于CBR的医疗健康诊疗决策知识重用方法，基于WHVDM函数的CBR与临床决策支持，考虑标注信息的医疗案例知识发现，数据驱动的老年人健康知识组织与决策研究和展望。

本书可以作为高校师生和IT人员了解医疗健康大数据、医疗人工智能、电子健康和智能健康决策理论方法的一个窗口，也可以供医疗、卫生健康、养老服务机构和政府部门参考。

图书在版编目（CIP）数据

医疗健康案例知识发现与智能决策方法 / 顾东晓著. —北京：科学出版社，2020.6

ISBN 978-7-03-063549-5

Ⅰ. ①医… Ⅱ. ①顾… Ⅲ. ①智能决策-决策支持系统-应用-医疗卫生服务-研究 Ⅳ. ①R199-39

中国版本图书馆 CIP 数据核字（2019）第 273271 号

责任编辑：徐　倩 / 责任校对：王丹妮
责任印制：张　伟 / 封面设计：无极书装

科 学 出 版 社 出版
北京东黄城根北街 16 号
邮政编码：100717
http://www.sciencep.com

北京虎彩文化传播有限公司 印刷
科学出版社发行　各地新华书店经销

*

2020 年 6 月第 一 版　开本：720×1000　1/16
2020 年 11 月第二次印刷　印张：11
字数：220 000
定价：102.00 元
（如有印装质量问题，我社负责调换）

前　　言

随着中国特色社会主义进入新时代,人民生活水平持续改善,人口老龄化趋势进一步加速,老百姓对医疗健康的主动需求、升级需求逐渐增加,传统以治病为中心的医疗服务模式已经难以满足人民群众日益增长的高品质健康服务需求。习近平总书记在十九大报告中指出"要完善国民健康政策,为人民群众提供全方位全周期健康服务",标志着"健康中国"成为国家战略、国之大计。

近年来,大数据、人工智能、移动互联网、物联网、5G、区块链、云计算等新一代信息技术迅猛发展,给实现"健康中国 2030"战略目标提供了前所未有的历史机遇。一方面,国家和地方各个部门先后颁布了一系列政策和措施大力推进"智慧医院"、"互联网医院"和"智慧养老"建设,鼓励各种医疗健康大数据系统和人工智能设备、产品和平台的研发和应用实践,为面向"全生命历程、全健康服务、全人群保障"的新时期医疗健康服务智能化、决策精准化提供了坚实保障。另一方面,各个医院、社区卫生中心、养老服务机构等在长期的医疗健康信息化实践过程中积累了大规模海量数据,为研究数据驱动的智能决策方法与智能决策支持系统提供了信息资源支持。当前,新一代人工智能与大数据技术的迅猛发展和应用,极大地促进了医疗健康智能决策方法的发展。

基于案例的推理(case-based reasoning,CBR)是一种基于历史经验进行知识推理的人工智能技术,最早可以追溯到美国耶鲁大学的罗杰·沙克教授团队在20 世纪 80 年代的工作。CBR 通过寻找与之相似的历史案例,利用已有的经验或方案中的特定知识来解决新的问题,它的思想与管理决策过程中人类的思维方式高度匹配,在医疗健康领域有很多成功应用的范例。本书主要介绍 CBR 在医疗健康智能决策中的应用,包括九章内容:第 1 章绪论,主要介绍 CBR 技术及其发展脉络和基于 CBR 的医疗健康决策过程;第 2 章介绍 CBR 方法及其知识演化;第 3 章介绍基于 CBR 的临床决策支持系统;第 4 章和第 5 章分别介绍基于 CBR 的模糊多属性诊疗决策支持和基于灰色案例推理的医疗健康决策方法;第 6 章介绍基于 CBR 的医疗健康诊疗决策知识重用方法;第 7 章介绍基于 WHVDM(weighted heterogeneous value distance metric,加权异构值距离测量)函数的 CBR 与临床决策支持；第 8 章介绍考虑标注信息的医疗案例知识发现；第 9 章对数据驱动的老年人健康知识组织与决策方法进行了展望。上述内容主要是对团队多年来相关研究工作和研究成果的系统化梳理和总结。

张悦、刘波、李晶晶、江政、徐健、马一鸣、艾达娜、杨雪洁、苏凯翔、解玉光、赵旺、李晓玥、鲍超、丁庆秀等博士生和硕士生参与了有关资料收集、整理、数据分析和文字校对，在此对于他们的贡献表示感谢。

由于水平有限，书中难免存在不足之处，敬请读者批评指正。

著 者

2019 年 12 月

目　　录

第1章 绪 论

1.1 新兴信息技术与医疗健康智能化决策

随着人工智能（artifical intelligence，AI）、机器学习、社会计算、大数据分析等新兴技术的迅猛发展和广泛应用于企事业单位和政府部门，决策过程的智能化趋势进一步加快，智能化决策受到社会高度关注。医疗健康智能化决策指以健康大数据为基础，将新兴信息技术应用于医疗健康决策的过程，提升医疗健康决策过程的自动化、智能化和科学化水平。近年来，在医院、社区卫生服务机构、养老服务机构等医疗卫生服务领域涌现了大量的智能化医疗健康决策支持系统（decision support system，DSS）。这些系统运用了大数据和智能化的技术手段，既发挥了以知识推理形式解决定性分析问题的特点，又以模型计算为核心的方法解决定量分析问题，大幅度提高了医疗健康决策的效率和质量。

当前，智能决策方法正在从早期的以机器学习和统计方法为主，演变为数据驱动、各种技术交叉融合和共同实现智能决策的新趋势；尤其是人工智能突飞猛进的发展和大数据技术的兴起，给智能化医疗健康决策带来了历史性发展机遇。人工智能的概念诞生于20世纪50年代，其产生的驱动因素是科学家想用机器计算来代替人脑计算，通过机器来模拟人类解决问题的思路，进而利用机器解决所面临的问题。随着AlphaGo战胜李世石，全球人工智能产业的发展迎来了新一轮高潮。各种新的人工智能技术不断涌现并大量地被用于汽车自动驾驶、智能化临床诊断、智能护理机器人、智能导诊、智能飞机故障诊断等领域，取得了巨大成功，极大地提升了决策的效率，也推动了智能化决策支持系统与评估支持系统的快速发展与广泛应用。近年来，大数据发展和产业化受到政府、工业界和学界的高度关注。大数据领域相关的研究成为热点研究话题，大数据领域中的概念、方法、技术等也逐渐渗透到决策过程中。在大数据的环境下，探索如何利用大规模关联数据，研究发现数据之间的复杂关联性，为科学决策提供准确、有价值的信息支持成为管理科学、信息管理、政策科学、信息系统、情报信息学等学科领域的新课题，各种基于大数据技术的智能化决策支持系统与评估支持系统的研究和应用层出不穷。例如，在汽车新产品设计复杂决策过程中，已经开始利用大数据支持产品方案的设计和智能优化。这些大数据包括历史零部件设计方案数据、历史优化方案数据、顾客偏好数据等，其规模和全面性都是空前的，为大数据分析技术的应用奠定了重要基础。大数据技术还被用于互联网舆情的识别、追踪、监测和引导过程，基于大数据的舆情评估与决策支持系统也获得了广泛应用。

人工智能与大数据等新兴信息技术的高速发展和应用，极大地促进了医疗健康智能决策方法的发展。在本书中，将着重讨论基于健康大数据的医疗健康知识发现与决策支持理论和方法。

1.2 CBR 及其发展

1.2.1 CBR 思想与内涵

CBR 是人工智能的一个重要分支，它通过寻找与之相似的历史案例（similar historical cases），利用已有的经验或结果中的特定知识来解决新的问题。简而言之，就是从历史案例中找到有价值的信息作为对新问题决策的重要参考。CBR 主要包括四个核心过程，即 4R：检索（retrieve）、重用（reuse）、修改（revise）、存储（retain）[1, 2]。作为一种重要的问题求解和学习方法，它比较接近人类决策的真实过程，人类在解决问题时，时常会回忆过去所积累的类似情况的经验，通过对过去的经验进行适当的修改，进而形成解决当前问题的解决方案。

CBR 的思想与管理决策过程中人类的思维高度匹配。在人类社会和生产的各个领域，复杂决策问题普遍存在。复杂问题的决策一般是在信息不完全情况下进行的。由于人类的主观认识局限性和决策环境的复杂性，几乎不可能获取到决策所需的全部信息。在决策活动开始时，一般可以为决策所用的信息较少。所以，要不断地收集和获取各方面的数据或信息为决策所用。历史的案例是经验和知识的总结，具有重要的借鉴意义。近代归纳法的创始人、英国文艺复兴时期最重要的散文作家和哲学家弗兰西斯·培根（Francis Bacon）曾说过"读史使人明智"。在中国，也有"历史是一面镜子"一说。唐太宗李世民说过，"以史为鉴，可以知兴替"。司马迁著史是为了"究天人之际，通古今之变"。在现实中，当遇到新问题时，人们的思维也往往会想到曾经发生的类似事情及其解决方法，以便借鉴和参考。CBR思想与人们这种实际决策思维的过程高度一致。

　　显然，CBR 是一种基于历史经验或特定知识的推理方法，知识以案例的形式存放在案例库中，案例库就是知识库（knowledge base，KB）。过去的案例可以用来辅助新问题的解决，过去的经验也可以用来预防未来可能发生的错误。CBR 具有学习和动态扩展的能力，它可以自动地将新的案例知识充实到案例库中，也可以将新的信息充实到某一个特定的案例中。CBR 具有非常明显的特点：一是它通过案例检索获取知识，并对于获取的历史知识进行重用，而不是从头进行问题推导，从而使得问题求解的效率大幅度提高；二是它可以提供较为完整的历史解决方案，而不仅是一个预测值，这使得利用过去的成功经验或者失败教训来指导问题求解更加可靠；三是 CBR 中的案例库汇聚了众多而不是个别专家的经验和知识，知识的积累极为丰富。通过对历史案例检索与分析，发现蕴涵于历史案例库中的丰富知识，可以避免从个别专家那里获取不完全、不确定的信息；四是它是一种柔性信息处理技术，对应用领域没有特殊的要求，只要目标问题与历史问题具有相似性，目标问题的求解就可以从历史案例库中获得知识支持；五是 CBR 技术简单易用，非常适用于那些知识难以获取同时又已积累了丰富历史案例的复杂领域中，如医疗诊断、设备故障诊断、法律咨询、案件辅助判决、汽车产品设计、企业经营决策、天气预测、软件工程、灾害重建等众多领域[3, 4]。

　　就整个领域而言，总结出一个通用的因果模型比较困难，但对一个具体的案例而言，归纳出局部的因果模型却相对容易。因此，CBR 适用于定理难以表示成规则形式，而易表示成案例形式且已积累了丰富案例的领域。案例库和推理机是案例知识服务系统的两个关键组成部分。通常 CBR 系统通过从数据库中抽取质量较高的信息构建案例，并将案例作为 CBR 知识库系统和基本知识单元。由于计算机的记忆特性，用 CBR 可以方便、快捷地得到求解问题的方法。同时，CBR 在决策问题求解上提供了一种实现决策过程的现实环境和技术，是决策者认知心理决策过程的一个合理描述，因为人类在遇到新问题时，不仅是简单地照搬经验，也不一定需要最优解，大多数情况下是需要满意解、可行性提示或启发信息。

　　案例表示是 CBR 实现 4R 推理的基础和前提。案例表示的主要任务是确定适当的案例特征属性（features of attributes），包括领域专有名词的定义以及用于问题求解的代表性案例的收集和案例库的构建。简单地说，案例就是能推导出特定结果的一系列特征属性的集合。例如乳腺癌案例，其特征属性包括患者症状、体征、肿块大小、形状、硬度、基本诊断情况等特征信息。就最复杂的形式而言，案例就是形成问题求解结构的子案例的关联集合，问题的每个组成部分对整个问题来说可以认为是一个案例。以一种适当的形式将知识在计算机中表示出来是使机器具有智能的前提和基础，案例表示是 CBR 实现决策推理智能化的重要保障。就决策案例而言，其内容一般有三个主要组成部分：问题描述、解决方案和结果。问题描述和解决方案是必不可少的部分，所有的 CBR 系统都有这两个部分，而结果部分在有的 CBR 系统中可以没有。由于案例包括了对问题的描述及其求解的情况，因此案例表示至少应该包含这两个方面，即表示为一个有序对（问题描述、解描述）。如果有对于解的描述，即解的效果情况，就形成了三元组（问题描述、解描述、效果描述），其中的每个元组都可以是一个集合。

1.2.2 CBR 系统的发展历程

CBR 最早可以追溯到美国耶鲁大学（Yale University）的罗杰·沙克（Roger Schank）教授课题组在 20 世纪 80 年代的工作。1977 年，罗杰·沙克教授在研究认知学的过程中，提出了知识表示脚本。接着，他继续研究先前情景、情景模式或记忆组织包在问题解决和学习中的作用。与此同时，Gentner 也在开发与 CBR 密切相关的类比推理（analogy）的技术框架。Wittgenstein 通过观察认为，一些自然概念和类别具有"家族相似性"，如桌子和椅子，具有因为处于不同的形态而无法简单地归为一个有必要和充分特征的集合，但是，它们却可以被界定到一个拥有家庭相似性的实例集中[5]。Aamodt 和 Plaza 曾引用该成果作为 CBR 的哲学基础[6]。同时，耶鲁大学的 Roger Schank 课题组在 20 世纪 80 年代初期的工作也是 CBR 的重要哲学起源。他们提出了 CBR 的认知模型，即以记忆组织包（memory organization packets，MOP）为核心的动态记忆理论（dynamic memory theory，DMT）和基于该模型的第一个 CBR 应用。动态记忆理论被认为是人工智能领域中最早的关于 CBR 的思想，是 CYRUS[7]和 IPP[1]等早期 CBR 系统形成的基础。1983 年，Janet Kolodner 开发了第一个 CBR 系统——CYRUS[7]，该系统包含以旅行和会议案例形式存在的知识，是 Roger Schank 动态记忆模型的具体实施。CYRUS 系统的案例记忆模型后来成为 MEDIATOR[8]、CHEF[9]、PERSUADER[10]、CASEY[11]、JULIA[12]等其他 CBR 系统的重要基础。另一类相对独立的研究，如类比推理研究、哲学和心理学中的概念理论、问题求解和经验学习理论，也对早期 CBR 理论的形成起到一定的作用。

此外，德克萨斯大学奥斯汀分校（UT Austin）的 Bruce Porter 教授研究了启发式分类和机器学习并研制了 PROTOS 系统[13, 14]，该系统将一般领域知识和具体案例知识统一到一个简单的案例记忆模型中。该成果在用于法律领域的 GREBE 系统中得到进一步发展[15]。在法律领域，随着法官的实践工作更多的是基于历史案例和案例概念的指导，CBR 系统及其应用研究激起了学术界的广泛兴趣。尤其是马萨诸塞大学阿默斯特分校（UMass Amherst）埃德温娜·里斯兰德（Ediwina

Rissland）研究团队从 1983 年开始对法律上的案例进行研究，并在司法裁决领域中成功地开发出 HYPO 系统[16]。在 HYPO 系统中，先前的法律判例以案例的形式表示，这些案例用于解释法庭上的情景和为控诉双方提供证据。后来，该系统与规则方法结合，演化为 CABARET 系统[17]。

欧洲的 CBR 研究也经历了较长的历史。其中，苏格兰阿伯丁（Aberdeen）Derek Sleeman 研究小组研制的 CBR 系统是国际上较早获得应用的欧洲 CBR 研究成果。他们研究了知识获取中案例的使用，研制了 REFINER 系统[18]。与此同时，都柏林圣三一学院（Trinity College Dublin）的 Mike Keane 教授将认知科学研究引入类比推理。而类比推理对 CBR 有着重要影响[19]。在英国，CBR 在土木工程领域获得了广泛应用。萨尔福德大学（University of Salford）的几个研究人员将 CBR 技术应用到建筑物故障诊断、维护和重建中[20]。爱丁堡（Edinburgh）的 Yang 和 Robertson[21]开发了建筑规章制度解释 CBR 系统。同时，位于威尔士（Wales）的另一组研究人员应用 CBR 进行高速公路的桥梁设计[22]。而且，英国计算机学会专家系统分会还专门组织了每年一次的 CBR 研讨会。在欧洲大陆，德国凯泽斯劳滕大学（TU Kaiserslautern）的迈克尔·M. 里克特（Michael Richter）和克劳斯·阿少夫（Klaus Althoff）[23]在复杂诊断中应用 CBR 技术，开发出技术诊疗系统——MOLTKE。后来，该系统进一步升级至 PATDEX 系统[24]，以及随后的 S3-Case 系统 CBR 工具。挪威特隆赫姆（Trondheim）大学的阿格纳·阿莫特（Agnar Aamodt）积极开展知识获取与维护，以及 CBR 与领域知识相结合的研究，研制出 CREEK 系统。

20 世纪 90 年代，CBR 的研究和应用开发在亚洲地区得到了重视，其中有以色列的 Oxman[25]，印度的 Venkatamaran[26]，日本的 Kitano[27]，中国的蒋宗礼、向京、史忠植、刘大有，等等。中国科学院、北京大学、复旦大学、中国科学技术大学、哈尔滨工业大学、东北大学、东南大学、南开大学、合肥工业大学等单位是 CBR 研究成果相对集中的研究机构。在 CBR 系统研制上，国内外研究者在故障诊断、刑侦决策、调度、设计、商务谈判、装备战损评估、灾害救助、电力安全评价、医疗健康决策等许多领域都有许多研究成果。近年来，随着人工智能产业化的快速推进，CBR 研究也引来了新的发展机遇。越来越多的 CBR 研究成果出现在计算机、信息系统、情报工程等学科领域的期刊上，许多 CBR 系统在生产和生活中得到应用。

1.2.3 常见 CBR 系统

CBR 系统不仅在理论研究上取得了丰硕的成果，在管理和生产实际方面也获得较多应用。下面介绍一些面向特定领域的经典 CBR 软件。

SMART 系统：为康柏公司（Compaq）（1982 年创建，2002 年康柏公司被惠普公司收购）客户服务提供面向管理的自动推理技术[28]。

Clavier：它用来指导装配高压灭菌器的有效负载，核心目的是找到最合适的分组和配置[29]。

JUDGE：一个模拟司法判决的 CBR 系统[30]。该程序开始时只有一组简单的判决策略，在具有了几个历史案例之后，它开始使用目标案例的提示信息对历史案例进行检索，并修改历史案例的案例修正策略，最终形成关于目标案例新的判决。

CHEF：一个面向烹调的基于 CBR 的规划设计程序。它根据不同蔬菜对配料和品位的特殊要求，检索案例库中的菜谱，并通过案例修正创建新的菜谱。

FormTool：一个用于塑料色彩匹配的 CBR 检索工具[31]。

Vidur：由印度高级计算机系统发展中心（C-DAC Mumbai）开发，为印度东北部农民提供咨询服务的智能 CBR 系统。

HYPO：一个基于 CBR 的智能推理程序，主要用于商业保密法规匹配。

CABOT：它用 CBR 获取历史知识以指导状态空间搜索[32]。

Generalizer：一个从案例中进行泛化的程序[33]。在 Generalizer 中，案例表示成由特征值所组成的表（称为特征表）。Generalizer 要从这些特征表所表示的案例中找出共性的特征，从而组成关于历史案例库的一个抽象层次。

CASSIOPEE：一个值得关注的 CBR 系统，它是由 AcknoSoft（Paris）在 KATE TOOLS①的基础上为 CFM-International②设计的。CFM-International 照例使用 CASSIOPEE 来维护波音 737 飞机上的 CFM 56-3 引擎动力系统。它的事例基含 23 000 个事例：关于所有这些动力部件的历史信息。事例的结构有 80 个属性。系统使用可以归纳学习的决策树（decision tree），可以根据环境询问额外的信息，还包括服务手册部分内容，以及包含 25 000 张图片的图片注释部件目录。它的目标是减少一半的故障诊断时间，由此显著减少晚点时间。

jCOLIBRI：通用的 CBR 开发框架，由西班牙人开发的 java 开源工具，利用该工具可以开发自己的 CBR 系统。它把语义 Web（semantic web，包括 RDF、OWL 等本体表示语言）、CBR 等技术都融合进来，能够处理文本（plain text）、数据库、XML 文件等各种格式的案例。

1.2.4 CBR 技术优势

CBR 是基于历史经验和知识的智能推理技术。它基于这样的思想：人类在解

---

① KATE TOOLS 是一款商用 CBR 软件。

② CFM-International LEAP 为高涵道比的涡扇发动机。这种发动机目前正由美法合资的 CFM 国际公司所研发，预计使用于空中客车 A320neo、波音 737MAX 与中国商飞 C919 之上。

决新问题时，往往在大脑中搜索过去发生过的类似情况，借鉴类似事件的处理方法或经验来完成对当前问题的解决。这种过去的类似情况及其处理方案在 CBR 中被称为案例（Case）。历史案例可以用来评价新的问题，为新问题的解决提供参考方案。例如，肿瘤医生在对新的肿瘤就诊患者进行临床诊疗时，往往根据患者的基本信息、症状、体征、临床检查信息等特征在大脑里搜索过去遇到的类似病例，回忆当初那个病例诊断和治疗情况等，通过借鉴历史经验形成对当前病例的初步方案。一般来说，CBR 推理过程包括几个方面的重要工作：一是进行问题的描述（Presentation）。二是找出最类似的案例（Retrieval）。三是根据实际需求对相似案例的方案做适当调整（Adaptation）。之所以需要调整，是因为在案例匹配（case matching）过程中往往难以找到百分之百相似的案例。四是将调整出的方案与使用者沟通或在实际环境中证实（Validation/Test）。CBR 系统的使用者可以决定是否将被证实的方案增加到案例库中（Feedback）。显然，CBR 非常接近现实中人类决策推理的过程。而且案例库构建较一般的其他知识库构建更为快速，案例检索也无须将所有案例都建置好。作为一种基于历史知识的人工智能技术，CBR 具有以下显著的优势：

一是知识获取较为容易。由于 CBR 以案例的形式使用知识，而案例是知识的完全表达，CBR 系统无须分解和泛化案例经验以形成规则。

二是求解过程相对简化，求解效率较高。由于 CBR 通过重用过去的解决方案，对于类似的问题，无须从头推理，求解效率较高。

三是增量式学习。随着案例库中新案例数量的增加，CBR 系统的推理能力有望得到增强，求解范围进一步扩大。而且通过适应性修改也可以形成与重用案例不同的创新性的解决方案，完成 CBR 系统的增量式学习。

四是解的质量较高。CBR 的求解基于现实世界的历史经验和知识，案例库中的所有案例都是真实发生过的成功或失败的案例方案，跟规则链求解相比，解的质量得到了提高。

五是知识库维护较为简便。CBR 机制为用户进行知识维护提供了很大的方便，可以不需要专家的干预将新案例充实到案例库中，完成案例学习。

六是推理结果易于被用户接受。CBR 中检索的结果是真实的历史案例，形式和内容都易于理解，用户接受起来相对较为容易。

七是可以提供相对较为丰富的信息与知识供决策参考。CBR 不仅可以提供关键决策信息，还可以提供与此相关的完整的历史案例信息。CBR 所提供的丰富证据有助于决策者做出正确决策。

1.2.5 CBR 系统应用研究

21 世纪以来，CBR 技术与其他人工智能技术、机器学习（machine learning，ML）技术、统计学习、深度学习等融合的趋势日益明显。通过不断地与人工神经网络（artificial neural networks，ANNs）、规则推理、遗传算法（genetic algorithm，GA）、云计算等技术方法的深度融合，CBR 推理的准确性和性能进一步得到提升。当前，CBR 技术已被广泛应用于许多行业，在知识发现和知识服务上发挥了重要的作用。全球每年都有大量的学者对 CBR 技术进行研究，其研究主题集中在案例组织与存储方法、推理模型构建、检索算法、案例修正、案例库维护（case base maintenance，CBM）、CBR 系统构建与应用等方面[34~37]。

作为一种重要的人工智能技术，CBR 可以为管理决策的许多过程提供信息支持，包括知识组织（knowledge organization）、知识获取（knowledge acquisition）、自动修正（automotive revision）、知识重用（knowledge reuse）等。它可以存储专家知识，以及提供知识获取方法进行问题快速求解（fast problem-solving）。它可以避免人工神经网络和决策树所遇到的过拟合问题（over fitting）[38]。

传统 CBR 的应用领域和解决的主要问题见表 1.1[39, 40]。同时，CBR 通过与遗传算法、人工神经网络等方法不断融合，性能进一步提升，解决问题的范围也得到了进一步拓展，具体见表 1.2。

表 1.1 传统 CBR 的应用领域和解决的主要问题

应用领域	解决的主要问题
医疗卫生和健康科学	重症监护病房[41]、在一般实践中对诊断进行分组[42]、医学诊断[43]、电子病历[44]、时间课程[45]
工程设计领域	钢桥工程[46]、汽车发动机电子控制单元校准[47]、几何设计[48]、设计援助[49]
分类与预测	企业评级[50]、直接营销客户分类[51]、业务员失败预测、业务收购[52]、生产计划[53]、财务困境预测
成本和效果评估	软件成本评估[54]、软件工作量估算[55]、信息获取成本降低[56, 57]
推荐系统	饮食推荐[58]
机器人	机器人足球协调行动选择[59]
建模管理	模型管理[60]
技术优化	禁忌搜索[61]、数据仓库[62]、优化代理[63]
行为与社会科学	投资组合选择[64]、建筑谈判[65]、判决[66]、社会学习[67]

表 1.2 CBR 与其他方法的融合和应用

应用领域	解决的主要问题	CBR 融合的方法
诊断、智能医疗环境	计算机辅助诊断[68]、诊断系统[69]、病理订购[70]、智能医疗环境[71]	遗传算法;人工神经网络数据挖掘
设计	数据库模式设计[72]	
分类和预测	批发商返回书预测[73]、热带气旋预报[74]、金融活动预测[75]	遗传算法模糊集理论
选择和分配	供应商选择和订单分配[76]	模糊集理论和数学规划建模
购物	情境感知比较购物[77]	智能体
图像识别	面部表情识别[78]	模糊集理论

CBR 系统在产品化上也获得了许多成功应用，如 CFM56-3engines、Case-DeSC[79]、CFDS 等。CFM56-3engines 系统主要用于波音 737 客机故障诊断和排除[80]，它使用归纳（induction）和 CBR 等技术对存储在案例库中的故障描述信息进行知识挖掘。

1.3 基于 CBR 的医疗健康决策过程

跨领域、跨学科的相互交织，使得医疗健康决策问题变得越来越复杂。随着人工智能技术的不断成熟，智能化医疗健康决策应运而生，极大地促进了医疗健康决策过程的自动化、智能化与科学化。基于 CBR 的医疗健康决策过程是指以 CBR 方法为核心的一系列决策流程与活动。其中核心要素为 CBR 方法的检索、重用、修改、存储等四个流程。通过利用 CBR 技术制定医疗健康决策流程，模拟医生解决问题的思想，充分的利用已有问题的经验与解决方法，可以极大地提升问题解决流程的效率。基于 CBR 的医疗健康决策过程主要包含六个基本步骤：

（1）构建历史医疗健康决策案例库。通过提取案例特征和案例方案信息，组织和建立决策历史案例库。

（2）当前医疗健康决策问题分析。对当前所面临问题进行全面细致的分析，把握问题的整体关系，厘清各因素之间以及与决策之间的联系，分析各因素对决策结果的影响。

（3）医疗健康案例特征提取。深入了解问题的结构，提取决策问题的主要特征，获取各属性的特征值，为相似案例的匹配奠定基础。

（4）医疗健康相似案例匹配。CBR 解决问题的一个关键就在于找到历史相似案例，并利用已有医疗健康案例的决策方案作为当前问题解决的重要参考。根据上一步提取的特征值，从历史案例库中匹配到最相似的一个或多个历史案例，为最终选择决策方案做准备。

（5）医疗健康案例修正与方案适配。根据所获得的一个或多个相似案例，综合考虑决策评估所处环境的实际情况，选择其中一个或者综合几个相似医疗健康案例作为决策的参考案例，并根据实际问题进行适当的初步修正，形成初始决策方案；通过对决策评估方案进行多次评估，直至最后得到最终方案。

（6）新案例是否进入医疗健康案例库的评价。利用评价机制对新问题的决策方案进行评价，如果具有较好的价值或者为医疗健康案例库建设所需，则将新问题的特征情况以及方案信息存储到案例库中，完成医疗健康案例库的更新。

通常，一个基于 CBR 的医疗健康决策过程如图 1.1 所示。

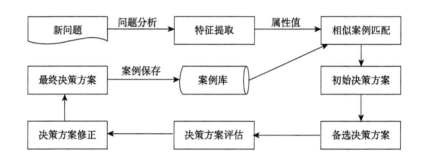

图 1.1　一个基于 CBR 的医疗健康决策过程

医疗健康案例库：案例库是 CBR 流程的基础和核心。基于 CBR 医疗健康决策过程的效率在很大程度上取决于构建的医疗健康案例库。其中，案例知识的表达方式和案例的组织方式是构建医疗健康案例库的关键问题。案例知识的表示方法对于决策过程中案例知识获取的效率与质量具有重要影响。

相似案例匹配：问题分析和特征提取之后，需要对案例的特征属性进行优化，并根据优化后的属性进行相似案例的检索。在这一阶段，案例检索匹配算法是非常关键的问题，算法的设计不仅需要考虑特征属性的数值类型特征，还需要根据当前问题的实际环境进行调整。

医疗健康决策方案评价：一旦找到一个或多个相似的备选决策方案，需要将该方案放在实际问题的环境中进行考察分析，或根据预设的评估条件，对备选的案例方案进行评价，最后选择最适合当前问题的满意解。否则，进入修正过程。

医疗健康决策方案修正：一般而言，初步获取的决策评估方案不一定能够满足问题的需求。很多时候往往需要对决策方案进行适当的调整，使得方案根据修正规则或适应约束条件进行变化以适应现实需求。在对决策方案进行调整的同时还需要对摒弃的地方进行解释，提供修正的理由。

案例评价与学习：为了案例库的维护和不断扩充，需要对新生成的医疗健康案例进行评价，以判断是否可以作为新案例存储到案例库中。随着新案例的不断加入，案例库的数量逐渐增大，CBR 过程解决问题的能力也会逐渐提升，医疗健康案例库学习得以完成。

在医疗健康案例库的数据量达到一定规模的情况下，通常相似案例的匹配会取得一定的成功，大部分情况下会找到一个或多个具有与新问题相似特征的历史医疗健康案例，其决策方案可以直接用于新的决策问题或经过适当的修正再进行使用。而对于可能会出现的特殊情况，案例匹配失败或得不到满意的决策方案，这个时候就需要对当前问题进行深层次的目标分解，获取更多的信息。如果存在有异于其他案例的特征属性信息，则可以根据规则推理方法获取决策评估信息，并最终得到满意的决策方案。

1.4　基于 CBR 的医疗健康决策支持技术

1.4.1　医疗健康决策案例的表达形式

一般的知识表示形式有基于产生式规则、基于一阶谓词、基于框架、基于语义网络、基于人工神经网络等。在 CBR 中，案例是一段带有上下文信息的知识。案例表示可以是半结构化或非结构化的，甚至可以用自然语言来表达。案例表示方法的选择对 CBR 系统的运行效率有一定影响。CBR 依据相似性原理，由一个已知系统具有的某些属性去猜想另一个未全知系统。它使用类比推理模式和假设推理模式，既不同于归纳推理的从特殊到一般的推理过程，也不同于演绎推理的从一般到特殊的推理过程，而是属于典型的从特殊到特殊的推理过程。案例表示是整个 CBR 的基础，它涉及几个主要问题：案例库中的特征属性和其他属性信息如何选择、案例内容描述结构如何选择，以及案例库如何组织和索引。

关于知识表示的研究已取得了令人瞩目的成就，比较常见的知识表示有产生式、框架、语义网、决策树、面向对象等，其中以框架和面向对象应用最为广泛。理论上用案例进行知识表示并不是一种全新的知识表示方式，而是在以往各种知识表示上的一种抽象。案例是逻辑上的概念，案例表示也必须基于现有的各种知识表示方法，现有的知识表示几乎都可以作为案例表示的具体实现方式。下面以决策案例为例，分析目前常见的几种案例表示方法，探索不同环境下案例表示方法的选择和案例库构建。

最初的案例表示采用剧本的方式，但容易引起相似案例间的混淆，不足以刻画人类的记忆。于是，出现了许多其他案例表示方法，如记忆网络、谓词逻辑表示、因果关系图、面向对象的表示、框架表示、本体等。

案例表示必须反映知识结构。以 Schank 的动态记忆理论为例，该理论把知识记忆分别存放在记忆组织包、场景、剧本、主题记忆包等四种不同类型的结构中。一个记忆组织包中可以包含多个场景，每个场景又可以包含多个剧本，在记忆组织包的上层还可能包含元记忆组织包等。这些结构按照一定的组织原则形成一个网络结构。案例就是被保存在这样一个由分类、案例和索引指针构成的网状结构中。人们可以通过索引来找到想要的案例。

对于采用原型理论的案例表示，它由两个因素组成：原型及其范畴成员。其中，原型是从范畴成员中抽象出来的，在案例表示中处于核心地位。范畴成员的代表性由其与原型的相似性度量。概念之间通过某些相关成员形成直接或间接的关系，从而形成一个复杂的语义网络结构。典型的案例生成实质上是案例库的求精过程，它代表了大量相似案例的共性和经验，同时可减少检索过程中所选集合的对象以及类比过程中其他部分的工作量。

此外，还有一种包括层次、空间、时态和因果关系的嵌套式图结构案例表示方法。每个案例的结点表示一个子案例，用一个邻接矩阵表示一些相互嵌套的图结构案例。该方法通过从上下文制导的迭代的案例检索机制从多个源案例构造新的案例。

基于概率的案例表示也是近年来被研究者关注的一种方法。它利用贝叶斯网络构造一个关于案例的合适描述，用概率传播技术评估和检索案例。该模型还可以通过案例修正和贝叶斯网络更新所需的条件概率来完成学习。

案例表示的研究实际上是对人类自身记忆和推理体系的研究，有着相当广泛而深远的意义，有关的研究还在继续。心理学的研究者们也提出了许多记忆模型，如情景记忆、语义记忆、联想记忆、动态记忆理论等。史忠植[81]教授提出了记忆网的案例表示方法。一个记忆网是以语义记忆单元为结点，以语义记忆单元间的各种关系为连接建立起来的网络。人类所记忆的知识是通过某种内在的因素相互之间紧密地或松散地有机联系成一个统一的体系。记忆网很好地概括了知识的这一特点，网络上的每一结点表示一个语义记忆单元，形式地描述为 SMU = { SMU 槽，CON 槽，TAX 槽，CAU 槽，SIM 槽，PAR 槽，CAS 槽，THY 槽}。在记忆网中，结点之间的语义关系保证了同某 SMU 有关的知识是较为容易地被检索到的。在语义记忆理论中，记忆网的建立相当复杂。记忆网本身是一种永久性的记忆，而关于各槽的记忆则是短期的。此外，语义 Web、本体等概念也开始成为案例表示中的重要方法[82~84]。挪威的 Aamodt 把案例和一般领域知识结合在一起，开发的 CREEK 系统取得了成功[85]。西班牙的 Diaz Agudo 所在的课题组研究了基于本体的 CBR，其研究工作覆盖了 CBR 体系结构理论研究和基于面向对象框架的 CBR 工具——jCOLIBRI 的开发[86]。

在医院临床诊疗等管理决策领域，案例表示不仅是案例的描述方法，更重要的是案例描述中所包含的信息内容。基于 CBR 的医疗健康决策支持系统利用案例记录以前问题及其解决方案信息。医疗健康决策案例描述和表示要坚持以下原则：

（1）有用性：所选取的案例应该是实际决策中发生的、有价值的案例，对类似的医疗健康决策问题有较为重要的参考价值或指导意义。

（2）具体性：一个决策案例是在特定情境下、针对特定的问题而进行的决策。对医疗健康案例库中某个特定的案例而言，其内容的描述应该是具体的，包括医疗健康案例的属性特征、决策结果或解决方案。

（3）抽象性：在基于 CBR 的医疗健康决策中，案例作为问题求解类比知识源而用于具有类似结构的决策问题。因而为了更好地支持对新问题的求解，索引时应尽可能地发现其共同的特性。

1.4.2　医疗健康决策案例组织与获取

案例组织与获取的研究与开发已成为当今世界研究热点之一[87]。美国马萨诸塞州大学的智能信息检索中心（center of intelligent information retrieval，CIIR）是这方面研究的知名机构之一。1996，IBM 中国研究中心开始与上海交通大学联合开展案例组织和检索的研究及开发。动态记忆模型和分类案例模型是两种较有影响的组织模型。案例的组织与索引策略决定了案例的检索策略。在案例信息存储方面，有研究人员采用语义记忆的方法，该方法有利于检索、易于组织、管理以及知识的共享。

在基于 CBR 的医疗健康决策支持系统中，根据给定的决策问题和情景的特征表述，快速地从医疗健康案例库中获取对待解问题最优帮助的历史决策案例[88]。案例检索有很多具体的技术和方法，如模板检索、基于知识的检索、关联检索、分层检索等。当前，CBR 系统中的医疗健康案例检索依然存在着一些技术难题，具体如下：

一是对于特定领域的医疗健康决策案例，检索的效率和精度尚需进一步提高。

二是自动提取特征信息困难。特征信息自动提取技术目前尚未成熟，专家提取特征信息仍然是目前 CBR 系统最常见的方式。

三是实现实时性检索的要求高。案例检索的实现算法需要精心设计才可能实现实时检索的要求。从案例库中检索相似案例，可转化为按不同检索条件进行案例匹配的知识获取问题。若案例 K 有 m 个特征：$f_1, f_2, \cdots, f_m$，案例检索不但要从案例库中找出同时具有这 m 个特征的案例，而且也应找出具有 $m-1, m-2, \cdots, 1$ 个特征的案例。若检索结果集合为 $Z = \bigcup_K Z_K$，其中，$Z_K = |X_i(s)|$，$K = f(s)$，$s \in (0,1]$，是案例 X_i 与案例 X 的相似度，可以将其定义为 $s = \frac{1}{m} \sum u_{ij}$。一次案例检索等同于有 $N = \sum_{u=m} C_m^k = 2^m - 1$ 个不同检索条件的检索。例如，对于一个包含 8 个特征向量的案例，该种案例的一次检索相当于 255 次（$N = 2^8 - 1 = 255$）不同检索条件的检索。并且随着特征向量的增多，检索次数呈几何级数增长，检索量极大幅度增加。因此，只有精心设计的高效的算法，才可能实现实时检索。

四是存储空间的巨耗以及排序耗时严重。一次案例检索相当于大量普通检索，检索结果的量也极大。

案例检索过程分为案例索引和案例检索。案例索引通常有 3 种：K-最近邻法（K-nearest neighbor，KNN）、归纳推理法和知识引导法。其中 KNN 是 CBR 系统中应用最广泛也是最简单的技术之一，该方法主要通过数学计算进行。案例检索与案例索引相对应，分为 3 种：相联检索、层次检索和基于知识的检索。其中相联检索与案例索引的 KNN 相对应。该算法检查目标案例与案例库中历史案例的某种属性的匹配程度，计算各属性匹配程度的加权和，依此决定最佳匹配案例。在众多 KNN 的案例检索方法中，欧氏距离算法最为常见。在医疗健康案例知识发现领域，越来越多新的算法和工具不断涌现，大幅度提高了 CBR 技术的知识获取能力，有效地解决了一些复杂医疗健康数据的知识发现、集结与服务问题，有力推动了智慧医院的建设工作。

1.4.3　医疗健康决策案例的修正

通常，医疗健康决策案例的检索结果有两种情况：一种是从案例库中通过检索得到的相似案例与目标案例几乎完全相同，此时基本上可直接调出历史案例的解决方案来解决新问题，无须经过修改；更多的情况是检索到的案例与当前案例不完全相同，则历史案例的解决方案只能部分满足当前问题的解决需要，这种情况下就必须对相似案例的方案进行修正来适配新问题。案例修正可以被简单地理解为对检索出来的相似案例进行修改、使其适合当前问题解决需求的知识处理过程。一般利用修正知识库和领域模型完成对决策案例的修改。可以采取不同的案例修正形式对案例进行修改。例如：直接向解决方案中插入一些新内容或从解决方案中删除一些内容，或替换解决方案的某一部分内容，也可以以某一案例方案为基础，整合其他若干相似案例的内容，形成新案例的解决方案。

CBR 与类比学习有较为密切的联系。在医疗健康知识重用方面，两者都必须识别突出特征并建立一种用于定义如何将过去经验用于当前问题的映射。转换类比（transformation analogy）是基于案例求解问题的一个较为典型的例子。它通过对当前解的不断修改直到获取新问题的解决方案。修改完整问题解的操作符定义了一种称为 T-空间的更高层的抽象，该空间中的状态为问题的解。

由于案例的修改具有领域依赖性，涉及的问题也较复杂，所以对于这一过程的研究没有案例检索研究多。许多 CBR 应用系统中也缺少有效的案例修正过程[89]。通常，案例修正都需要面向特定的领域。目前，没有一个通用的案例修正方法。由于实际中两个完全一样决策问题的存在并不普遍，所以对重用后案例的修正往往是非常普遍的。案例方案通常需要修正才能更好地适应新问题。因此，案例修改对于 CBR 系统来说几乎是不可缺少的部分。案例修正是当前CBR 研究中的难点，迫切需要在技术上进行进一步的研究和突破。Vong 等[90]、汤廷孝等[91]提出了在案例中保存案例修改的元知识和修改规则，以便于案例重用时指导案例的修改，并通过修改能力对案例的可修改性进行评价。Lee[92]通过对候选案例进行比较，采用数据挖掘技术提取案例修改知识，为案例修改提供有效方法。Smyth 和 Keane[93]提出相似案例的重用，应建立在案例具有良好的可修改性上。Virkki 等[94]提出采用模糊逻辑方法评价候选案例的修改能力，引导案例的选择。这些研究从修改知识的抽取和案例修改能力的评价方面着手，为案例的选择和修改提供了有效的依据和方法。同时表明，重用案例具有良好的修改性是保证其可方便地被修改为目标案例方案的前提。

目前的 CBR 系统（如 CY-CLOP、KRITIK、CADET、ARCHIE、CADSYN 和DEJAVE）都不同程度地包含了案例的修改过程。在这些 CBR 系统中，案例修改一般不涉及案例结构的变化，多为参数的修改。目前以参数修改为目标的常用方法主要有基于模型推理、基于遗传算法、基于规则技术、约束满足策略等[95]。除参数调整外，转换方法、衍生类比方法等也是研究人员常用的案例修正方法。

随着大数据、云计算等新兴信息技术迅猛发展，CBR 技术也在发生深刻变化[96~102]。越来越多的信息系统部分或全部功能迁移到云端。基于云的 CBR 系统将有利于实现案例资源的开放共享，实现资源的更有效利用。案例修正程序也可以基于云计算平台。云环境下的云计算修正程序一般是集成了多智能体、案例修正规则库、方法库、模型库（model base，MB）和人机对话系统的高度智能系统，可以通过在云平台部署智能化案例修正系统为用户提供实时高效和低成本的案例修正服务。为了实现更有效的服务，需要针对不同的案例修正场景和修正需求构建规则库、模型库和方法库，以及人机对话系统，并建立有效的动态更新和完善机制，图 1.2 为云计算环境下的案例修正。

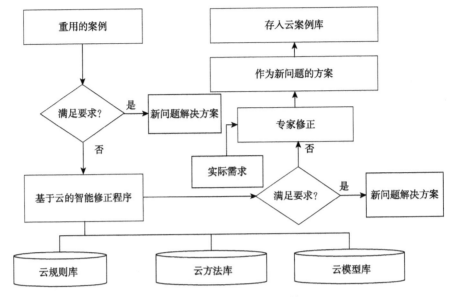

图 1.2 云计算环境下的案例修正

　　案例修正相比案例检索具有更大的难度，是 CBR 研究领域比较薄弱的地方，在修正策略和修正技术上与现实需求都还有较大的距离。近年来，本体和语义网技术在医疗健康领域得到广泛应用，基于本体的知识表达和基于语义网技术的知识组织形式为案例修正提供了重要技术基础。未来智能语音技术可以融入案例修正过程，进一步增强人机交互，让机器可以及时和更多地捕获用户的需求信息，进一步增强案例修正的效果。随着人工智能技术的不断成熟和应用普及，医疗健康领域的案例修正技术有望率先取得突破，实现快速、准确与智能化的案例修正。这将有助于帮助医生快速生成可用的诊疗报告、处置方案和健康报告，大幅度减少医务人员查找信息、分析信息和书写等方面的时间，把医务工作者真正地从上述繁琐的工作中解放出来。

1.4.4　医疗健康决策案例的学习与归纳

　　案例学习对于所有的医疗健康 CBR 系统都是非常重要的。案例学习将通过 CBR 获取的决策方法应用到新的医疗健康决策环境和情境中，并对执行过程和结果进行评价，完成案例的描述、索引等过程。这种将新的问题及其方案作为新案例充实到医疗健康案例库中的过程，就是案例学习过程。案例学习将新决策案例中有意义的部分保存到系统的知识库中。CBR 系统通过案例学习来增强自身的推理能力。医疗健康决策案例学习是一种增量式学习。随着时间的推移和案例数目的大幅增长,医疗健康案例库知识变得越来越丰富,相应的医疗健康 CBR 系统的知识推理能力也越来越强。案例归纳主要指确定出某特定案例群主要特征的原型案例,并将原型案例与特定案例存储在一起,提高医疗健康 CBR 系统的运行效率。

1.4.5 医疗健康决策案例库的维护

随着案例学习的不断进行,医疗健康案例库逐渐变得庞大起来。虽然此时 CBR 的推理能力更强,知识获取能力和智能化水平更高,但随之而来的知识冗余等问题也将出现。案例检索的效率也可能下降,沼泽问题（swamping problem）、噪声问题出现。医疗健康案例库的设计容量也有可能被超出。医疗健康案例库维护是一项重要的工作[103]。案例库维护可以提高案例库里数据的质量,减少冗余,提高检索效率与准确度。通常采用一些维护策略对案例库组织结构或内容进行更新,包括表达方式、领域内容、实现方式等,以保证以后的推理能够完成特定的性能指标。医疗健康案例库的维护涉及案例增减、库结构调整、库更新、索引机制调整等多个方面,目前医疗健康案例库维护的研究主要集中在案例库索引机制维护和案例库本身维护两个方面。对于一个决策案例库而言,其维护策略主要包括四个方面的内容:
（1）如何收集与医疗健康案例库维护相关的数据;
（2）如何触发维护案例操作;
（3）如何确定医疗健康案例库维护操作的类型;
（4）如何执行所选出的维护操作。
医疗健康案例库在维护的时候,不仅要考虑案例本身的质量,还应该考虑案例来源机构的权威性。必要的时候还可以引入用户评价机制,将用户评价信息作为医疗健康案例库维护的重要依据。本书将在第 8 章进一步介绍考虑标注类信息的案例知识发现,该方法也为案例库维护提供了重要依据和方法手段。

1.5 本 章 小 结

本章介绍了新兴信息技术尤其是大数据环境下医疗健康决策面临的新问题和新挑战,在此基础上进一步介绍了人工智能技术的重要分支——基于 CBR 技术的发展和应用情况,重点介绍了基于 CBR 的医疗健康决策过程以及基于 CBR 的医疗健康决策支持技术。

参 考 文 献

[1] Lebowitz M. Memory-based parsing. Artificial Intelligence, 1983, 21（4）: 363-404.

[2] 梁昌勇，顾东晓，范昕，等. 面向不确定多属性决策问题的范例检索算法研究. 中国管理科学, 2009, 17（1）: 131-137.

[3] Bichindaritz I, Marling C. Case-based reasoning in the health sciences: what's next? Artificial Intelligence in Medicine, 2010, 36（2）: 127-135.

[4] Montani S. Exploring new roles for case-based reasoning in heterogeneous AI systems for medical decision support. Applied Intelligence, 2008, 28（3）: 275-285.

[5] Wittgenstein L. Philosophical Investigations. NewYork: The MacMillan Company, 1953.

[6] Aamodt A, Plaza E. Case-based reasoning: foundational issues, methodological variations, and system approaches. AI Communications, 1994, 7（1）: 39-59.

[7] Kolodner J L. Reconstructive memory: a computer model. Cognitive Science, 1983, 7（4）: 281-328.

[8] Simpson R L. A computer model of case-based reasoning in problem solving: an investigation in the domain of dispute mediation. Technical Report GIF-ICS-85118. Georgia Institute of Technology, The United States, 1985.

[9] Hammond K J. CHEF: a model of case-based planning. Proceedings of the Fifth National Conference on artificial intelligence, 1986: 267-271.

[10] Sycara E P. Resolving Adversarial Conflicts: An Approach Integration Case-Based and Analytic Methods. Georgia Institute of Technology, School of Information & Computer Science, 1987.

[11] Koton P A. Using experience in learning and problem solving. Massachusetts Institute of Technology Ph. D. thesis, 1988.

[12] Hinrichs T R. Problem-Solving in Open Worlds: A Case Study in Design. NJ: Lawrence Erlbaum, 1992.

[13] Porter B W, Bareiss E R. PROTOS: An Experiment in Knowledge Acquisition for Heuristic Classification Tasks. Austin: The University of Texas at Austin, 1986.

[14] Bareiss E R, Jr. Protos: A Unified Approach to Concept Representation, Classification, and Learning. Austin: The University of Texas at Austin, 1988.

[15] Branting K. Exploiting the complementarity of rules and precedents with reciprocity and fairness//Proceeding of a workshop on case-based reasoning（DARPA）. San Francisco:

Morgan Kaufmann, 1991: 130-132.

[16] Ashley K D. Arguing by analogy in law: a case-based model//Ashley K D. Analogical Reasoning: Perspectives of Artisficiacia Intelligence, Cognitive Science and Philosophy. Berlin: Springer Netherlands, 1988: 205-224.

[17] Riesbeck C K, Schank R C. Inside Case-based Reasoning. Boston: Lawrence Erlbaum Associates, Inc., 1989.

[18] Sharma S, Sleeman D H. REFINER: a case-based differential diagnosis aide for knowledge acquisition and knowledge refinement//Proceedings of the 3rd European Conference on European Working Session on Learning. London: Pitman Publishing, 1988: 201-210.

[19] Keane M T. Where's the beef? The absence of pragmatic factors in pragmatic theories of analogy//Proceedings of the 8th European Conference on Artificial Intelligence. London: Pitman Publishing, Inc., 1988: 327-332.

[20] Watson I, Abdullah S. Developing case-based reasoning systems: a case study in diagnosing building defects// IEEE Colloquium on Case Based Reasoning: Prospects for Applications. IET, 1994: 1/1-1/3.

[21] Yang S A, Robertson D. A case-based reasoning system for regulatory information. Case Based Reasoning Prospects for Applications Iee Colloquium on, 1994: 1-3.

[22] Moore C J, Lehane M S, Price C J. Case based reasoning for decision support in engineering design// IEEE Colloquium on Case Based Reasoning: Prospects for Applications. IET, 1994: 1-4.

[23] Althoff K D, Kockskämper S, Traphöner R, et al. Knowledge acquisition in the domain of CNC machining centers: the moltke approach. 1999.

[24] Richter M M, Wess S. Similarity, uncertainty and case-based reasoning in patdex// Automated Reasoning. Berlin: Springer Netherlands, 1991: 249-265.

[25] Oxman Rivka, Oxman Robert. PRECEDENTS: Memory structure in design case libraries. CAAD Futures, 1993, 93: 273-287.

[26] Oxman R E. Case-based design support: supporting architectural composition through precedent libraries. Journal of Architectural and Planning Research, 1996, 13 (3): 242-255.

[27] Venkataraman S, Krishnan R, Rao K K. A rule-rule-case based system for image analysis. First European Workshop on Case-Based Reasoning, 1993: 410-415.

[28] Acorn T L, Walden S H. Smart: support management automated reasoning technology for compaq customer service//Scott A C, Klahr P. Proceedings of the fourth conference on innovative applications of artificial intelligence. AAAI Press, 1992: 3-18.

[29] Hinkle D, Toomey C. Clavier: applying case-based reasoning to composite part fabrication// IAAI. 1994.

[30] Bain W M. Judge：a case-based reasoning system//Mitchell T M，Carbonell J G，Michalski R S. Machine Learning：A Guide to Current Research. Boston：Springer，1986：1-4.

[31] Cheetham W. Tenth anniversary of the plastics color formulation tool. Artificial Intelligence Magazine，2005，26（3）：51-61.

[32] Callan J P，Fawcett T E，Rissland E L. CABOT：an adaptive approach to case-based search. Learning and Knowledge Acquisition，1991，12：803-808.

[33] Althoff K D，Bergmann R，Branting L K. Case-based reasoning research and development// ICCBR. 1999：99.

[34] Gebhardt F，Voß A，Gräther W，et al. Reasoning With Complex Cases. Boston：Springer，1997：11-26.

[35] Mark W S. Case-based reasoning for autoclave management//Schmitt S，Vollrath I. Proceedings of the Case-Based Reasoning Workshop，1989：176-180.

[36] Ni Z W，Yang S L，Yang Y，et al. Case-based reasoning framework based on data mining technique//Cao M，Ming L，Zhang J. Proceeding of international conference on machine learning and cybernetics，2004，4：2511-2514.

[37] 林东，邵军力. 医学诊疗领域通用专家系统设计与实现. 自动化学报，1995，21（3）：380-382.

[38] Kolodner J，Case-Based Reasoning. San Francisco：Morgan Kaufmann Publishers Inc.，1993.

[39] Ou M H，West G A W，Lazarescu M，et al. Dynamic knowledge validation and verification for CBR teledermatology system. Artificial Intelligence in Medicine，2007，39（1）：79-96.

[40] Li H，Sun J. Hybridizing principles of the electre method with case-based reasoning for data mining：electre-CBR-I and electre-CBR-II. European Journal of Operational Research，2009，197（1）：214-224.

[41] Frize M，Walker R. Clinical decision-support systems for intensive care units using case-based reasoning. Medical Engineering & Physics，2000，22（9）：671-677.

[42] Biermans M C J，de Bakker D H，Verheij R A，et al. Development of a case-based system for grouping diagnoses in general practice. International Journal of Medical Informatics，2008，77（7）：431-439.

[43] Hsu C-C，Ho C-S. A new hybrid case-based architecture for medical diagnosis. Information Sciences，2004，166（1~4）：231-247.

[44] Abidi S S R，Manickam S. Leveraging XML-based electronic medical records to extract experiential clinical knowledge：an automated approach to generate cases for medical case-based reasoning systems. International Journal of Medical Informatics，2002，68（1~3）：187-203.

[45] Schmidt R，Gierl L. A prognostic model for temporal courses that combines temporal abstraction and case-based reasoning. International Journal of Medical Informatics，2005，74（2~4）：

307-315.

[46] Waheed A, Adeli H. Case-based reasoning in steel bridge engineering. Knowledge-Based Systems, 2005, 18（1）: 37-46.

[47] Vong C, Wong P. Case-based adaptation for automotive engine electronic control unit calibration. Expert Systems with Applications, 2010, 37（4）: 3184-3194.

[48] Hua K, Fairings B, Smith I. CADRE: case-based geometric design. Artificial Intelligence in Engineering, 1996, 10（2）: 171-183.

[49] Sinha A P, May J H. Providing design assistance: a case-based approach. Information Systems Research, 1996, 7（3）: 363-387.

[50] Shin K, Han I. A case-based approach using inductive indexing for corporate bond rating. Decision Support Systems, 2001, 32（1）: 41-52.

[51] Chiu C. A case-based customer classification approach for direct marketing. Expert Systems with Applications, 2002, 22（2）: 163-168.

[52] Pal K, Palmer O. A decision-support system for business acquisitions. Decision Support Systems, 2000, 27（4）: 411-429.

[53] Schmidt G. Case-based reasoning for production scheduling. International Journal of Production Economics, 1998, 56~57: 537-546.

[54] Li Y F, Xie M, Goh T N. A study of mutual information based feature selection for case based reasoning in software cost estimation. Expert Systems with Applications, 2009, 36（3）: 5921-5931.

[55] Mukhopadhyay T, Vicinanza S S, Prietula M J. Examining the feasibility of a case-based reasoning model for software effort estimation. MIS Quarterly, 1992, 16（2）: 155-171.

[56] Mookerjee V S, Mannino M V. Redesigning case retrieval to reduce information acquisition costs. Information Systems Research, 1997, 8（1）: 51-68.

[57] Austin R D, Devin L. Research commentary—weighing the benefits and costs of flexibility in making software: toward a contingency theory of the determinants of development process design. Information Systems Research, 2009, 20（3）: 462-477.

[58] Khan A S, Hoffmann A. Building a case-based diet recommendation system without a knowledge engineer. Artificial Intelligence in Medicine, 2003, 27（2）: 155-179.

[59] Ros R, Arcos J L, de Mantaras R L, et al. A case-based approach for coordinated action selection in robot soccer. Artificial Intelligence, 2009, 173（9~10）: 1014-1039.

[60] Liang T P. Analogical reasoning and case-based learning in model management systems. Decision Support Systems, 1993, 10（2）: 137-160.

[61] Grolimund S, Ganascia J G. Driving tabu search with case-based reasoning. European Journal of Operational Research, 1997, 103（2）: 326-338.

[62] Nemati H R, Steiger D M, Iyer L S, et al. Knowledge warehouse: an architectural integration of knowledge management, decision support, artificial intelligence and data warehousing. Decision Support Systems, 2002, 33（2）: 143-161.

[63] Chang Y S, Lee J K. Case-based modification for optimization agents: AGENT-OPT. Decision Support Systems, 2004, 36（4）: 355-370.

[64] Golosnoy V, Okhrin Y. General uncertainty in portfolio selection: a case-based decision approach. Journal of Economic Behavior & Organization, 2008, 67（3~4）: 718-734.

[65] Li H. Case-based reasoning for intelligent support of construction negotiation. Information & Management, 1996, 30（5）: 231-238.

[66] Brenner L, Griffin D, Koehler D J. Modeling patterns of probability calibration with random support theory: diagnosing case-based judgment. Organizational Behavior and Human Decision Processes, 2005, 97（1）: 64-81.

[67] Blonski M. Social learning with case-based decisions. Journal of Economic Behavior & Organization, 1999, 38（1）: 59-77.

[68] Golobardes E, Llora X, Salamó M, et al. Computer aided diagnosis with case-based reasoning and genetic algorithms. Knowledge-Based Systems, 2002, 15（1~2）: 45-52.

[69] Reategui E B, Campbell J A, Leao B F. Combining a neural network with case-based reasoning in a diagnostic system. Artificial Intelligence in Medicine, 1997, 9（1）: 5-27.

[70] Zhuang Z Y, Churilov L, Burstein F, et al. Combining data mining and case-based reasoning for intelligent decision support for pathology ordering by general practitioners. European Journal of Operational Research, 2009, 195（3）: 662-675.

[71] Bajo J, de Paz J F, de Paz Y, et al. Integrating case-based planning and RPTW neural networks to construct an intelligent environment for health care. Expert Systems with Applications, 2009, 36（3）: 5844-5858.

[72] Paek Y K, Seo J, Kim G C. An expert system with case-based reasoning for database schema design. Decision Support Systems, 1996, 18（1）: 83-95.

[73] Chang P C, Lai C Y, Lai K R. A hybrid system by evolving case-based reasoning with genetic algorithm in wholesaler's returning book forecasting. Decision Support Systems, 2006, 42（3）: 1715-1729.

[74] San Pedro J, Burstein F, Sharp A. A case-based fuzzy multicriteria decision support model for tropical cyclone forecasting. European Journal of Operational Research, 2005, 160（2）: 308-324.

[75] Li S T, Ho H F. Predicting financial activity with evolutionary fuzzy case-based reasoning. Expert Systems with Applications, 2009, 36（1）: 411-422.

[76] Faez F, Ghodsypour S H, O'Brien C. Vendor selection and order allocation using an integrated

fuzzy case-based reasoning and mathematical programming model. International Journal of Production Economics, 2009, 121（2）: 395-408.

[77] Kwon O B, Sadeh N. Applying case-based reasoning and multi-agent intelligent system to context-aware comparative shopping. Decision Support Systems, 2004, 37（2）: 199-213.

[78] Khanum A, Mufti M, Javed M Y, et al. Fuzzy case-based reasoning for facial expression recognition. Fuzzy Sets and Systems, 2009, 160（2）: 231-250.

[79] Saridakis K M, Dentsoras A J. Case-DeSC: a system for case-based design with soft computing techniques. Expert Systems with Applications, 2007, 32（2）: 641-657.

[80] Mohamed A H, Mohamed F A, Nassar A M, et al. Case-functional-based diagnostic system （CFDS）. Engineering Applications of Artificial Intelligence, 2002, 15（5）: 501-509.

[81] 史忠植. 高级人工智能. 北京: 科学出版社, 1998.

[82] 刘芳, 姚莉, 王长缨. 基于语义 Web 的案例表示和 CBR 系统结构研究. 计算机应用, 2004, 24（1）: 17-19.

[83] 顾东晓.基于案例库的诊疗决策支持技术研究.合肥工业大学博士学位论文, 2011.

[84] 丁剑飞, 何玉林, 李成武. 基于本体的分布式 CBR 设计系统. 计算机工程, 2007, 33（21）: 183-185.

[85] Aamodt A. Knowledge intensive case-based reasoning in CREEK//Funk P, Calero P A G. Proc of the 7th European Conference on Case-based Reasoning. Berlin: Spring, 2004: 291-305.

[86] Diaz-Agudo B, Gonzalez-Calero P A. Knowledge intensive CBR through ontologies. Expert Update, 2003, 6（1）: 44-54.

[87] Faia R, Pinto T, Sousa T, et al. Automatic selection of optimization algorithms for energy resource scheduling using a case-based reasoning system//David W, Lieber A. ICCBR （Workshops）, 2017: 117-126.

[88] Gu D, Liang C, Zhao H. A case-based reasoning system based on weighted heterogeneous value distance metric for breast cancer diagnosis. Artificial Intelligence in Medicine, 2017, 77: 31-47.

[89] 陈朝阳, 张代胜, 任佩红. CBR 诊断系统实例获取的合成相似性度量方法. 机械工程学报, 2004, 40（5）: 48-51.

[90] Vong C M, Leung T P, Wong P K. Case-based reasoning and adaptation in hydraulic production machine design. Engineering Applications of Artificial Intelligence, 2002, 15: 567-585.

[91] 汤廷孝, 刘勇, 黄翔, 等.CBR 系统中的实例修改研究. 机械科学与技术, 2006, 25（4）: 390-393.

[92] Lee M. A study of automatic learning model of adaptation knowledge for case-based reasoning. Information Sciences, 2003, 155: 61-78.

[93] Smyth B, Keane M T. Using adaptation knowledge to retrieve and adapt design cases. Knowledge Based System, 1996, 9: 127-135.

[94] Virkki-Hatakka T, Kraslawski A, Koiranen T, et al. Adaptation phase in case-based reasoning system for process equipment selection. Computers Chemical Engineering, 1997, 21: 643-648.

[95] 张斌，高全杰，应保胜. 实例推理和规则推理在实例修改中的应用.计算机工程，2005，31（13）: 156-158.

[96] Xu B, Xu L, Cai H, et al. The design of an m-health monitoring system based on a cloud computing platform. Enterprise Information Systems, 2017, 11（1）: 17-36.

[97] Navarro-Cáceres M, Rodríguez S, Bajo J, et al. Applying case-based reasoning in social computing to transform colors into music. Engineering Applications of Artificial Intelligence, 2018, 72: 1-9.

[98] Sandhu R, Kaur J, Thapar V. An effective framework for finding similar cases of dengue from audio and text data using domain thesaurus and case base reasoning. Enterprise Information Systems, 2018, 12（2）: 155-172.

[99] López-Sánchez D, Herrero J R, Arrieta A G, et al. Hybridizing metric learning and case-based reasoning for adaptable clickbait detection. Applied Intelligence, 2018, 48（9）: 2967-2982.

[100] Qin Y, Lu W, Qi Q, et al. Towards an ontology-supported case-based reasoning approach for computer-aided tolerance specification. Knowledge-Based Systems, 2018, 141: 129-147.

[101] Yan A, Zhang K, Yu Y, et al. An attribute difference revision method in case-based reasoning and its application. Engineering Applications of Artificial Intelligence, 2017, 65: 212-219.

[102] Relich M, Pawlewski P. A case-based reasoning approach to cost estimation of new product development. Neurocomputing, 2018, 272: 40-45.

[103] Mathew D, Chakraborti S. Competence guided model for casebase maintenance. Proceedings of the Twenty-Sixth International Joint Conference on Artificial Intelligence, 2017, 17: 4904-4908.

第 2 章　CBR 方法及其知识演化

2.1　Bibimometrics 视角下的 CBR 研究

CBR 技术是人工智能领域中的一种重要的基于知识的问题求解和学习方法，目前被广泛应用于医疗健康临床决策、工程辅助设计、故障诊断与预警、商业和金融预测等各个领域。为全面了解 CBR 技术目前的研究进展，本章研究引入了文献计量分析（Bibimometrics）方法，通过利用这种方法能够对 CBR 技术研究的发展情况进行全面的分析。利用该方法可以分析的主要内容包括：基于时间序列数据的研究热度演化分析与学科知识的时序增长趋势、领域知识的空间分布与合作关系（包括国家/地区、机构、个人等三个层面）、领域知识的载体分析与相互间的联系（包括文献记录、学科期刊等两个层面）、热点研究主题演化分析。主要操作流程如下：

（1）根据预设文献检索式 "topic=（case-based reasoning）with overall time-span" 对 Web of Science 中的 SCI-E、SSCI、CPCI-S 和 CPCI-SSH 四个数据库进行文献数据检索，得到 6 926 条与 CBR 技术研究相关的文献记录。

（2）利用文献计量领域中常用的分析工具 HistCite、CiteSpace、Netdraw 等，对 6 926 条文献记录进行描述性统计与可视化分析，收集整理所得到的统计结果与可视化分析图表，并绘制相应的可视化图谱。

（3）以统计图表和可视化图谱为基础，结合对 CBR 研究发展整体的认识，从四个主要方面系统全面地描述目前全球 CBR 研究的发展情况，并进一步揭示 CBR 研究的未来发展趋势。

2.2　CBR 研究的热度演化分析与学科知识的
时序增长趋势

知识增长时序变化趋势反映的是 CBR 研究相关文献发文量的年变化情况和一定时间范围内知识的增长情况。时序变化趋势分析从整体的角度描述 CBR 研究的发展情况，直接地呈现出近些年来全球对 CBR 研究的热度变化以及未来的发展趋势。其考察指标为 Recs、LCS（local citation score，本地引用频次）和 GCS（global citation score，总引用频次），其中，Recs 表示每年发文量；LCS 表示本地数据库（即 6 926 篇文献）文献被引频次；GCS 表示 WOS 数据库文献被引频次。本书研究通过 HistCite 对 6 926 篇文献进行统计分析，结果如图 2.1 所示。

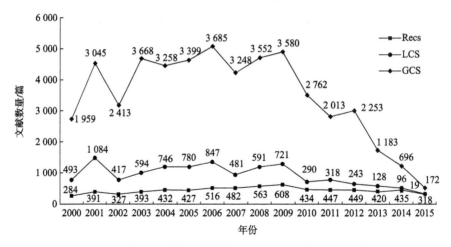

图 2.1　时序变化趋势（2000~2015 年）

图 2.1 中展示了 2000~2015 年 CBR 研究 Recs、LCS、GCS 的变化情况。考虑到存在近几年发表的论文未被收录的可能，本章研究将时序分析划为两个阶段进行分析：第一阶段（2000~2009 年），发文量 Recs 有微弱的起伏。除了2002 年、2005 年和 2007 年稍微偏低以外，总体呈现上升趋势。LCS 总体上升趋势较明显。其中，2001 年呈现爆发式增长，2002 年相对偏低，2007 年明显偏低，随后两年开始回升。GCS 上升趋势明显，与 LCS 变化趋势相似；2001 年出现一次爆发式增长，2004 年、2005 年相对偏低，2007 年明显降低，随后两年开始回升。第二阶段（2009~2015 年），Recs 与 LCS 有所降低，GCS 明显降低。总体上，21 世纪以来前 10 年（2000~2009 年），CBR 相关研究发文量逐年缓慢

增加，研究热度持续上升，知识量缓慢增长，其中 2001 年呈现爆发式增长。2009~2015 年，发文量逐年减少，知识增长不明显，产生此现象可能与近几年部分发表的论文未被收录有关。

2.3　CBR 领域知识的空间分布及合作关系

知识的空间分布及合作网络分析的研究内容主要有国家/地区、机构或作者知识占有情况及合作网络。知识的空间分布主要是分析不同国家/地区、不同机构或不同个人的知识占有情况，并对国家/地区、机构或个人的研究成果分别进行对比分析，明确不同国家/地区、不同机构或不同个人对 CBR 技术研究的发展所做贡献的重要程度。合作网络分析的重要性在于明确不同国家/地区之间、不同机构之间或不同个人之间的合作关系，并且对合作网络中的对象的重要性进行考察。知识的空间分布及合作网络分析也能为未来 CBR 研究的国家/地区、机构或作者之间的合作决策提供理论依据，其考察指标为 Recs、LCS、GCS、Centrality。其中，Recs 表示考察对象发文量；LCS 为本地数据库被引频次；GCS 为 WOS 数据库被引频次；Centrality 为合作网络中对象的中心性。

2.3.1　国家/地区领域知识的拥有情况及其合作关系

图 2.2 展示了 2000~2015 年全球 CBR 研究发文量排名前 20 的国家/地区的 Recs、LCS 和 GCS，该结果由 Excel、HistCite 统计得到。中国、美国和西班牙发文量位居世界前三，这与国家/地区整体研究实力有一定的联系。而中国在 CBR 领域的发文量远超过其他国家，是美国的 1.32 倍，西班牙的 2.82 倍，反映出中国学者在国际 CBR 研究成果贡献中的重要地位。20 世纪 90 年代，CBR 研究在亚洲开始得到重视，中国对 CBR 研究起步虽较欧美晚，但随着中国国力的增强，科技投入加大，促进了 CBR 研究的发展。例如：国家自然科学基金（The National Natural Science Foundation of China，NSFC）就曾资助了多个 CBR 相关的项目。同时，图 2.2 中显示，中国 LCS、GCS 排名为第二和第三，在对学科发展的影响上与美国、英国仍有较大差距。

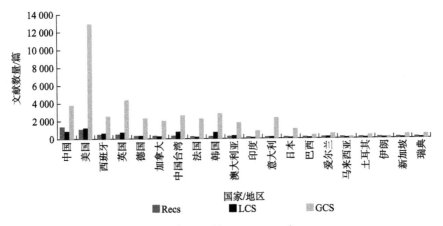

图 2.2　国家/地区的 Recs、LCS 和 GCS

通过 CiteSpace 分析了 CBR 研究的国家/地区合作网络，分析结果如图 2.3 所示。图 2.3 中，国家/地区名称显示阈值为 Recs≥100，圆环大小表示发文量的多少。图 2.3 中不同的灰度块是聚类的结果，反映了不同国家/地区合作关系的紧密程度。其中，以加拿大为主合作比较密切的国家/地区有中国台湾、韩国、日本等；以英国为主合作比较密切的国家/地区有印度、意大利、澳大利亚、巴西等；以西班牙为主合作比较密切的国家/地区有法国等。

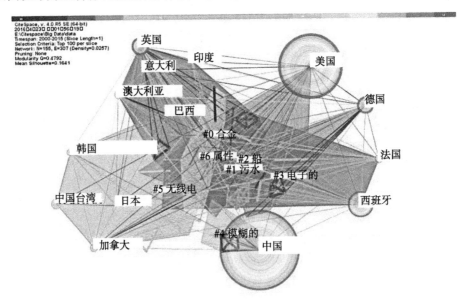

图 2.3　国家/地区合作网络

表 2.1 列出了部分国家/地区的发文量和中心度信息。其中，美国、英国的中

心度分别是 0.55、0.27，说明这两个国家在 CBR 研究国际方面合作占据重要地位。中国的中心度为 0.20，在合作网络中较重要，在 CBR 国际合作研究方面仍有较大的提升空间。

表 2.1　国家/地区发文量及中心度

国家/地区	发文量/篇	中心度	国家/地区	发文量/篇	中心度
中国	1 310	0.20	加拿大	274	0.10
美国	996	0.55	中国台湾	273	0.00
西班牙	465	0.13	法国	257	0.09
英国	450	0.27	韩国	248	0.04
德国	306	0.23	澳大利亚	207	0.05

2.3.2　机构领域知识的拥有情况及其合作关系

机构合作网络分析如图 2.4 所示，机构之间合作比较密切的主要有 6 个连线区域。其中，区域 1 的合作机构最多，主要有香港理工大学、佐治亚理工学院、萨拉曼卡大学等，这些机构主要来自中国和西班牙，少数来自美国。区域 2 和区域 5 合作机构比较少，以韩国科学技术院、延世大学为主，合作机构主要来自韩国。区域 3 和区域 4 以中国科学院、元智大学为主，合作机构较少，主要来自中国大陆和台湾地区。区域 6 以赫罗纳大学为主，合作机构主要来自西班牙。

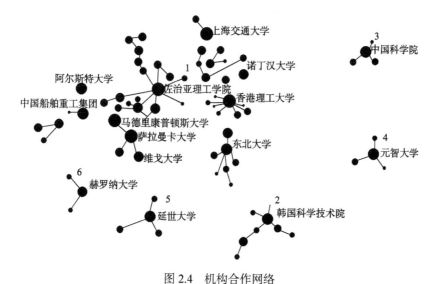

图 2.4　机构合作网络

表 2.2 列出了发文量排名前 20 的机构，主要来自欧洲、东亚和北美地区。其中，有 8 所来自中国，分别是香港理工大学、上海交通大学、中国船舶重工集团、东北大学、中国科学院、元智大学、哈尔滨工业大学和台湾交通大学；5 所来自西班牙，分别是萨拉曼卡大学、马德里康普顿斯大学、维戈大学、赫罗纳大学和巴伦西亚大学；2 所来自英国，分别是奥斯特大学和诺丁汉大学；2 所来自韩国，分别是韩国科学技术院和延世大学；1 所为来自美国的佐治亚理工学院；1 所为加拿大的多伦多大学；1 所为印度理工学院。可见，CBR 研究知识量占有最多的国家是中国。机构知识量占有较多的有西班牙的萨拉曼卡大学、中国的香港理工大学等。

表 2.2 机构发文量及被引频次等信息

机构	发文量/篇	本地数据库被引频次	WOS 数据库被引频次	国家/地区
萨拉曼卡大学	100	190	654	西班牙
香港理工大学*	89	194	1 220	中国香港
马德里康普顿斯大学	55	39	247	西班牙
上海交通大学*	54	104	254	中国
中国船舶重工集团*	48	118	338	中国
韩国科学技术院	46	265	959	韩国
东北大学*	45	27	112	中国
佐治亚理工学院	43	54	222	美国
中国科学院*	42	19	181	中国
奥斯特大学	38	134	391	英国
维戈大学	38	94	267	西班牙
多伦多大学	37	74	341	加拿大
延世大学	36	101	300	韩国
元智大学*	36	232	667	中国台湾
赫罗纳大学	35	48	160	西班牙
诺丁汉大学	35	135	553	英国
哈尔滨工业大学*	34	40	111	中国
印度理工学院	32	19	72	印度
巴伦西亚大学	32	38	138	西班牙
台湾交通大学*	31	71	252	中国台湾

*表示来自中国的机构

2.3.3　作者领域知识拥有情况及其合作关系

本章研究还进行了作者领域知识拥有情况及合作网络分析，结果如图 2.5 所示。作者名称显示阈值设定为 Recs≥25，节点 N=1 096，连线 E=1 261，节点大小表示作者发文量 Recs。CBR 领域的作者间的合作呈现区域性特征，整体合作关系较为松散，其中，合作关系比较紧密的主要有 2 个区域，代表作者有 Corchado J M、Bajo J、Diaz-Agudo B、Smyth B 等，相对紧密的主要有 3 个区域，代表作者有 Choy K L、Li Y、Chang P C 等。

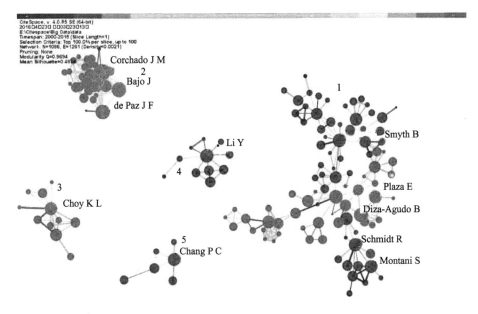

图 2.5　作者合作网络

表 2.3 给出了作者领域知识拥有情况、文献被引情况以及在合作网络中的中心度，可见 CBR 研究知识占有较多的作者主要有 Corchado J M、Bajo J、de Paz J F 等。根据表 2.3 中本地数据库被引频次可以看出，在本领域内有重要贡献的作者主要有 Corchado J M（221）、Sun J（160）、Schmidt R（154）等。根据 WOS 数据库被引频次则可以发现较有影响力的作者主要有 Choy K L（675）、Corchado J M（634）、Lee W B（633）。从作者的中心度可以发现，图 2.5 区域 1 中占据重要地位的作者是 Diaz-Agudo B（35.500），区域 2 中比较重要的作者是 Corchado J M（5.000），区域 3/4/5 中重要的作者分别是 Choy K L、Li Y、Chang P C。

表 2.3　作者发文量及被引频次等信息

作者	发文量/篇	本地数据库被引频次	WOS 数据库被引频次	中心度
Corchado J M	84	221	634	5.000
Bajo J	51	87	390	0.667
de Paz J F	48	36	187	3.667
Diaz-Agudo B	38	25	170	35.500
Li H	37	147	382	0.000
Plaza E	35	120	203	13.500
Schmidt R	32	154	220	3.000
Smyth B	32	112	281	21.500
Li Y	30	22	70	0.000
Sun J	30	160	397	0.000
Choy K L	29	61	675	0.000
Montani S	29	141	258	4.000
Chang P C	27	150	456	0.000
Aamodt A	26	92	221	0.500
Golobardes E	26	69	67	0.000
Gonzalez-Calero P A	26	2	118	0.000
Lieber J	26	35	72	0.000
Perner P	26	81	144	0.000
Julian V	25	36	115	1.000
Lee W B	25	60	633	0.000

2.4　CBR 领域知识的载体分析及其相互联系

本章研究主要对两种知识载体的共现进行考察，即文献共被引分析（co-citation analysis）和期刊共被引分析。文献共被引分析主要考察学科发展的知识基础，是文献计量分析的一项重要内容，有利于明确学科发展中的前沿文献。期刊共被引分析旨在明确学科发展中的核心期刊与边缘期刊，以及不同期刊的载文内容偏好，分析的结果有利于学科研究者快速地定位到研究所需的文献和准确地找到合适的发文期刊。

2.4.1　CBR 研究发展的知识基础与研究前沿

文献共被引分析是指两篇文献共同出现在第三篇施引文献的参考文献目录中，则这两篇文献形成共被引关系[1]。共被引文献数量越多，说明两篇文献的相关性越大。文献共被引反映的是一个学科或一个研究领域的知识基础，知识基础有利于进一步明确研究热点的本质概念，通过对一个文献空间数据集合进行文献共被引关系的挖掘的过程就可以认为是文献的共被引分析[1]。

美国德雷塞尔大学（Drexel University）的陈超美教授在开发 CiteSpace 时，将研究前沿的知识基础重新定义为研究前沿在文献中的引用轨迹，即文献的共被引关系。研究前沿的概念最早由 Price 提出，用来描述研究领域的动态本质，认为某个领域的研究前沿大概由 30~50 篇被学者们经常引用的文献组成。知识基础是由共被引文献集合组成的，而研究前沿是由引用这些知识基础的施引文献集合组成的[1]。在文献共被引分析中，透过文献共被引的网络关系可以明确 CBR 技术研究中比较前沿的引文，而这些前沿的引文构成了 CBR 研究的知识基础。

CBR 研究文献共被引网络如图 2.6 所示，它是由 CiteSpace 对 6 926 篇文献分析得到的。其中，每一时间切片（即一年）选取了最大共被引的 TOP100 进行分析，引文名称显示阈值为30，运行后生成了节点 N=1 094，连线 E=3 060，节点年环代表共被引频次。

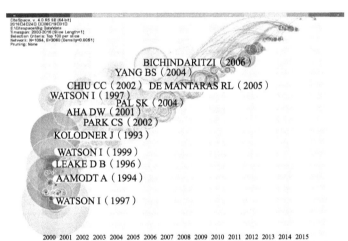

图 2.6　文献共被引网络

由图 2.6 可以发现，共被引频次较高的文献主要集中在2000~2006 年。其中，2000 年和2001 年共引的文献主要是 20 世纪 90 年代末期的。时间往后推移，共被引文献越来越少，文献共被引的频次也越来越小。图 2.6 中显示的共被引文献在一起即构成了 21 世纪 CBR 研究的知识基础，表 2.4 列出了共被引频次 TOP15 文献的作者、发文期刊、频次、中心性及年份信息。

表 2.4 节点共引文献信息

作者	频次	中心性	年份	发文期刊
Watson I	88	0.02	1997	*Applying Case Based Reasoning*
Leake D B	72	0	1996	*Case Based Reasoning*
Aamodt A	71	0	1994	*AI Communication*
Kolodner J	65	0	1993	*Case Based Reasoning*
Pal S K	64	0.04	2004	*Fdn Soft Case Based*
Bichindaritz I	45	0.02	2006	*Artificial Intelligence in Medicine*
Watson I	43	0.02	1999	*Knowledge-Based System*
de Mantaras R L	42	0.03	2005	*Knowledge Engineering Review*
Aha D W	40	0.02	2001	*Applied Intelligence*
Yang B S	37	0.03	2004	*Expert System of Application*
Park C S	35	0.01	2002	*Expert System of Application*
Watson I	35	0	1997	*Applying Case Based*
Chiu C C	33	0.04	2002	*Expert System of Application*
Schmidt R	29	0.01	2001	*International Journal of Informatics*
Lenz M	29	0.02	1998	*Case Based Reasoning*

对图 2.6 文献共被引网络进行聚类，得到 37 个主题分类。这里列出了 14 个最大聚类主题的相关信息，如表 2.5 所示。Size 表示聚类节点个数，Silhouette 为聚类轮廓值。Silhouette 值用来衡量网络同质性的指标，越接近 1 网络同质性越高。Silhouette 为 0.7 时，聚类结果具有高可信度；大于 0.5，认为聚类结果合理[1]。Label 根据 LLR（log-likelihood ratio，对数似然率）算法计算得到，Mean 为平均引用年份。6 926 篇 CBR 研究相关文献的研究内容主要分为 37 类。其中，大部分引文的研究内容集中在表 2.5 中的 14 个分类，而且发文年份大都集中在 20 世纪末和 21 世纪初，可见该时期是 CBR 发展的一个高峰期。

表 2.5 共被引网络聚类信息

序号	Size（聚类节点个数）	Silhouette（聚类轮廓值）	Label （LLR）	平均引用年份
1	121	0.848	Conversational CBR	1999
2	77	0.671	Association Knowledge	2008
3	77	0.719	CBR System	2001
4	61	0.849	Computational Model	2000
5	47	0.903	Mechanical Design	2010
6	40	0.908	Hierarchical Multi-Agent	2005
7	37	0.917	Thermal Power Plant	2006
8	37	0.949	Business Failure Prediction	2006

续表

序号	Size（聚类节点个数）	Silhouette（聚类轮廓值）	Label （LLR）	平均引用年份
9	31	0.957	Decision Support Model	2008
10	30	0.856	Statistical Challenge	2004
11	27	0.927	Unifying Weighting	2000
12	18	1.000	Re-Using	1995
13	17	0.996	Web Hypermedia Application	1999
14	16	1.000	Human	2001

2.4.2　CBR 研究核心期刊分析及其之间的联系

两篇来自不同期刊 A、B 的文献同时被来自第三个期刊的文献引用时，则称期刊 A 和 B 构成了共被引关系，期刊共被引分析是一项重要的分析内容，通过对期刊的共被引关系进行分析，获取某个学科发展中重要的知识来源的分布，帮助研究者明确该学科领域的研究引用了哪些期刊，期刊之间的联系是怎样的，期刊聚类组成的学科知识领域如何分布[2]，以及确定期刊在学术研究中所处的位置，即核心期刊或边缘期刊。本章对 CBR 技术研究成果的出版期刊的共被引关系进行了分析，将包含 6 926 篇文献信息的文本数据导入 CiteSpace，设定时间范围 2000~2015 年，1 年为一个时间切片，分析内容为期刊共被引，时间片段阈值设定为 TOP100，节点 E=418，连线 N=1 991，期刊名称显示阈值为共被引频次 ≥ 300，分析结果如图 2.7 所示。

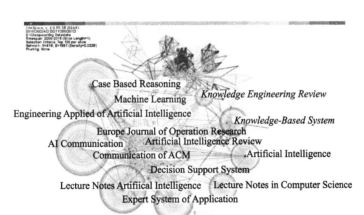

图 2.7　期刊共被引网络
注：期刊名使用缩写形式

从图 2.7 中能够发现共被引频次较高的期刊主要有 *Case Based Reasoning*、*AI Communication*、*Lecture Notes Artificial Intelligence*、*Expert System of Application*、*Lecture Notes in Computer Science*、*Artificial Intelligence*、*Knowledge-Based System*、*Knowledge Engineering Review*、*Europe Journal of Operation Research*、*Decision Support System* 等。这些期刊为 CBR 研究成果出版的主要期刊。结合图 2.7 的分析，表 2.6 给出了部分期刊的载文量、被引频次信息。

表 2.6　期刊载文量及被引频次（部分）

期刊名称	载文量/篇	被引频次	期刊名称	载文量/篇	被引频次
Case Based Reasoning	180	1 216	*Engineering Applied of Artificial Intelligence*	33	326
AI Communication	11	1 195	*Europe Journal of Operation Research*	10	312
Expert System of Application	211	907	*Decision Support System*	19	308
Artificial Intelligence	14	672	*AI Mag*	16	286
Knowledge-Based System	56	642	*Artificial Intelligence in Medicine*	27	285
Knowledge Engineering Review	22	465	*Applied Intelligence*	34	277
Machine Learning	3	331	*IEEE Transactions on Knowledge and Data Engineering*	9	272
Artificial Intelligence Review	25	327	*Science*	1	245

为了发现不同期刊的研究内容偏好，本章研究利用 CiteSpace 对期刊共引关系进行了聚类分析，得到 9 个主题类，分别是 Reasoning、Benzodiazepine、Case-based、Cancer、Networks、Silicon、Stabilization、Baroreflex、Software。这说明了 CBR 研究出版期刊的内容偏好也主要为这 9 个主题类。其中，共被引频次大于等于 300 的期刊主要集中在 Reasoning、Case-based、Software 3 个主题中。

2.5　CBR 技术研究热点主题演化分析

文献计量分析工作中最重要的一项内容就是对学科知识的具体内容进行考察与分析。在 2.4 已经通过文献共被引分析对学科发展的知识基础进行考察，并且得到了 CBR 研究共被引频次较高的文献。本节主要通过 CiteSpace 关键词共词分析来考察学科知识的研究热点和主要研究内容。共词分析的基本原理是对一组词两两统计它们在同一组文献中出现的次数，通过这种共现次数来测度它们之间的亲疏关系[1]。关键词共词分析是一种基于文本内容的分析方法，CiteSpace 分析关键词共现首先从引文中提取高频关键词，然后构造关键词共词矩阵，最后对其进行统计分析和可视化展示，这些高频关键词即代表学科的研究热点[1]。

　　本章研究通过 CiteSpace 对 6 926 篇文献进行了关键词共词分析。每个时间切片的阈值设定为 TOP100，运行计算后得到节点 $N=1\ 147$，连线 $E=2\ 776$，节点表示关键词，连线是指关键词共现关系。通过关键词共词分析可以提取出 CBR 研究领域的主要热点话题。图 2.8 展示了关键词之间的共现关系。

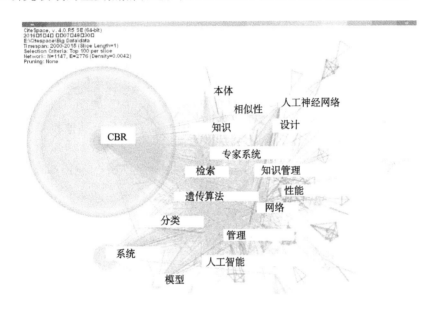

图 2.8　关键词共词分析

　　通过关键词共词分析，本章研究获取了 2000~2015 年国际 CBR 研究中的热点话题，包括 CBR、系统、模型、设计、专家系统、人工神经网络、人工智能等。该部分研究有利于研究者了解现有 CBR 研究成果的热点话题或者为研究者开辟 CBR 研究新方向提供理论基础。表 2.7 为关键词 TOP20 频次排序。

表 2.7　关键词 TOP20 频次排序

关键词	频次	关键词	频次
CBR	635	检索	32
系统	115	知识	30
模型	48	知识管理	30
设计	43	管理	27
专家系统	36	性能	29
人工神经网络	36	网络	27
人工智能	34	本体	24

关键词	频次	关键词	频次
分类	23	动态比特率	20
遗传算法	22	服务质量	20
相似性	21	自动取款机	20

此外，本章研究在进行关键词时序排序时发现，2000~2015 年，CBR 研究呈现出两大趋势：一是更加面向社会需求与实践；二是更加注重与其他技术的融合。CBR 研究从对方法的研究转变到方法和实践应用并重，研究更加重视社会和工业界的现实需求。例如 2000~2009 年，研究的主题主要集中在 CBR、知识管理、分类、模型等方面[3, 4]；而从 2010 年开始，CBR 研究开始更加注重科学问题的实际背景和现实需求，研究问题涉及决策支持、问题预测、问题诊断、人工智能、健康等多个方面[5, 6]。同时，CBR 研究更加注重与其他技术的融合。2010 年前研究主要集中在案例检索、基于 CBR 的知识推理、基于 CBR 的分类等[7, 8]；而在 2010 年后，CBR 研究更加注重与人工神经网络、遗传算法等其他技术的融合[9, 10]。

2.6 本 章 小 结

本章研究根据预定的检索式对 Web of Science 中的 SCI-E、SSCI、CPCI-S 和 CPCI-SSH 四个数据库进行学术成果检索，获得 2000~2015 年与 CBR 技术研究相关的学术文献 6 926 篇。利用文献信息计量方法对 6 926 篇文献进行统计分析与可视化分析，初步获悉了 21 世纪以来 CBR 研究成果的时空分布特征与发展趋势。

第一，随着 CBR 技术研究的不断发展，2000 年至今，不断有大量的学者对 CBR 技术的创新发展进行探索，投入大量的人力、物力、财力。但近年来，CBR 技术研究的相关学术成果却有所减少，这一结果表明目前 CBR 技术的发展已进入稳定发展时期。如果未来 CBR 技术的研究没有重大的突破，国内外学者对 CBR 研究的兴趣有可能会减弱。此外，近几年学术成果较少的原因也可能与大部分论文未被收录有关。

第二，CBR 研究学术成果拥有最多的机构主要来自中国、西班牙、韩国、英国、美国等国家和地区，这一结果与上述国家和地区的研究结论符合，来自这些国家和地区的机构对 CBR 技术的发展具有极大的促进作用。

第三，从关键词分析来看，在 CBR 技术的发展中，早期的研究多以 CBR 的基础性问题为主，主要有案例检索、案例重用、案例修正、案例存储等。发展中期，以 CBR 系统的构建、推理模型的创新、实际的应用等研究为重点。近年来，CBR 研究进入稳定发展时期，主要探索 CBR 与其他人工智能技术的深度结合，主要有人工神经网络、机器学习、遗传算法等。

第四，通过作者合作网络和共现分析可以发现，21 世纪以来 CBR 技术研究发展中贡献较大的作者，主要有 Corchado J M、de Paz J F、Diaz-Agudo B、Smyth B、Plaza E 等。

第五，期刊共被引分析可以帮助读者准确地识别 CBR 研究学术成果的核心发文期刊，以及期刊载文的变化情况，其中，*Applied Intelligence*、*Artificial Intelligence in Medicine*、*Artificial Intelligence*、*Casebased Reasoning*、*Communication of ACM*、*Engineering Applied Artificial Intelligence*、*IEEE Expert*、*IEEE Transactions on Systems Man Cybernetice-Systems*、*Lecture Notes Artificial Intelligence*、*Machine Learning* 等期刊载文逐渐减少。*AI Communication*、*Artificial Intelligence Review*、*Decision Support System*、*Europe Journal of Operation Research*、*Expert System of Application*、*Fuzzy Set System*、*IEEE Transactions on Knowledge and Data Engineering*、*Information Sciences*、*Knowledge Engineering Review*、*Knowledge-Based System* 等期刊载文逐渐增加。

总之，本章研究利用文献信息计量方法对 21 世纪以来全球 CBR 技术研究的发展情况进行系统全面的分析，并对分析结果进行描述性统计和可视化图谱展示，有助于相关读者了解 CBR 研究的总体状况、热点和未来发展趋势。未来的 CBR 研究可以从以下几个方面展开：①丰富 CBR 技术研究的文献数据来源，如 EI 数据库、中文数据库等，从更广阔的视角分析 CBR 技术研究的发展情况，分析结论更为全面，CBR 技术发展未来研究方向的预测更为准确；②研究内容精准到 CBR 技术的某个重点领域，如医学健康管理领域，为未来 CBR 技术在具体应用的突破奠定基础，为 CBR 技术的突破创新提供可能；③重视云计算、大数据、物联网等技术与 CBR 技术的融合及其在重点领域的应用。CBR 应用的重点领域包括智慧城市、精准医疗、智慧健康、智慧养老、商业竞争情报、金融科技、智慧交通、智慧旅游等。

参 考 文 献

[1] 李杰，陈超美. CiteSpace：科技文本挖掘及可视化. 北京：首都经济贸易大学出版社，2016.

[2] 肖明，陈嘉勇，李国俊. 基于 CiteSpace 研究科学知识图谱的可视化分析. 图书情报工作，

2011, 55（6）: 91-95.

[3] Hsu C-C, Ho C-S. A new hybrid case-based architecture for medical diagnosis. Information Sciences, 2004, 166（1~4）: 231-247.

[4] Liao T W, Zhang Z M, Mount C R. A case-based reasoning system for identifying failure mechanisms. Engineering Applications of Artificial Intelligence, 2000, 13: 199-213.

[5] Waheeda A, Adelib H. Case-based reasoning in steel bridge engineering. Knowledge-Based Systems, 2005, 18: 37-46.

[6] Shin K-s, Han I. A case-based approach using inductive indexing for corporate bond rating. Decision Support Systems, 2001, 32（1）: 41-52.

[7] Aamodt A, Plaza E. Case-based reasoning: foundational issues, methodological variations, and system approaches. AI Communications, 1994, 7（1）: 39-59.

[8] Watson I, Marir F. Case-based reasoning: a review. The Knowledge Engineering Review, 1994, 9（4）: 327-354.

[9] Yang B-S, Han T, Kim Y-S. Integration of ART-Kohonen neural network and case-based reasoning for intelligent fault diagnosis. Expert Systems with Applications, 2004, 26（3）: 387-395.

[10] Ahn H, Kim K-J, Han I. Global optimization of feature weights and the number of neighbors that combine in a case-based reasoning system. Expert Systems, 2006, 23（5）: 290-301.

第3章 基于 CBR 的临床决策支持系统①

3.1 决策支持系统的发展

决策支持系统[1, 2]是基于计算机的交互式系统，它以现代信息技术为手段，应用决策科学、管理科学以及其他学科的理论和方法，通过人际交互提供决策者所需的数据、信息和背景资料，帮助明确决策目标和对问题进行识别，建立或修改决策模型，提供各种备选方案，并对各种方案进行评价和优选，去解决结构化较差的问题和进行辅助决策。决策支持系统出现在 20 世纪 70 年代初，一般认为是在管理信息系统（management information system，MIS）的基础上形成和发展起来的。20 世纪 70 年代中期，决策支持系统的一些概念得到了进一步的发展，但主要局限于高校和研究机构，工业界应用的还不多。直到 20 世纪 80 年代前后，计算机在工业界的应用重点逐渐由事务性处理转向管理、控制、计划和分析等高层次决策制定方面，决策支持系统研究和应用才逐步展开。后来，微型计算机和办公自动化设备的迅速发展，为决策支持系统创造了良好的条件，相继出现了多种高功能的通用或专用决策支持系统平台。1983 年，博齐克研制成功决策支持系统的开发系统（decision support systems for development systems，DSSDS）[3]。后来，决策支持系统与计算机网络、人工智能相融合，出现了群体决策支持系统（group decision support system，GDSS）和智能决策支持系统（intelligent decision support system，IDSS）。近年来，由于决策支持系统技术已经走向成熟，越来越多的企业将其用于数据分析和企业决策，更多面向具体问题的决策支持系统被开发出来，在工程预算、计划、工程决策、医疗诊断等众多领域发挥着重要的作用。随着人工智能技术的进一步发展和云服务技术的出现，决策

---

① 临床决策支持系统（clinical decision support system，CDSS）。

支持系统正在向着更加智能化、网络化和协同化的方向发展。

3.1.1 决策支持系统的结构

决策支持系统是一个由多个组件和多种功能相互协调融合、以决策为目标的集成系统[4]。本节将讨论决策支持系统的构件和组成。下面从决策支持系统的概念结构和框架结构两方面展开。

一个决策支持系统由三个部分组成：语言系统（language system，LS）[5]、知识系统（knowledge system，KS）[6]和问题系统（problem processing system，PPS）[7]。简单、通用、具有可扩展性，是建立各种以知识为基础的决策支持系统的普遍结构模式。

计算机化的决策支持系统和人的决策支持系统有极为相似之处，都必须包括语言系统、知识系统和问题系统三个部分。前者的问题系统是计算机软件，而后者的问题系统是参谋人员大脑技能的"智力软件"。既然要提供决策支持，系统就必须理解用某种语言陈述的决策者的要求，且能从某些可利用的问题领域的知识库中吸取有关的信息。系统的功能就是连接二者，以解答决策者的问题。

理想的决策支持系统应该是高度智能化的 IDSS。IDSS 系统可以尽量使机器能竭力仿效人的认识能力，也就是部分具备像人一样的感知和判断能力。首先，应使计算机能掌握丰富的知识，即有一个内容丰富、可动态扩展的知识库，并能使用其中的知识解决问题。其次，要使计算机有了解知识和识别问题的能力，根据用户的需求找出所需的数据和模型。再次，有拟定模型的能力，产生一套数据分析的算法。模型中有各种现成的程序模块，模型的拟定就是根据问题的需要，取出几个程序模块，加以修改和整合，形成符合需要的算法模型。最后，要有分析能力，明确用户要求之后，把需要的数据与模型合并起来，运行模型产生可以支持决策的数据分析结果。决策支持系统的结构是随决策理论和方法、计算机技术的发展而进化的。在决策支持系统发展过程中出现了两种框架结构：DDM 框架结构和 IDSS 的框架结构。

1）DDM 框架结构

DDM 结构是由 H. Sprague 等提出的，已被广泛采用。这种框架结构认为决策支持系统数据库由数据库管理系统（database management system，DBMS）、模型库、模型库管理系统（model base management system，MBMS）和对话生成管理系统（dialog generation management system，DGMS）组成，简称 DDM 结构。相对后来出现的三库、四库结构，称为"两库结构"。

2）IDSS 的框架结构

相对于 DDM 的"两库结构"，决策支持系统还有一种推理能力更强的 IDSS

结构。该结构由 Bonczek 于 1981 年首先提出，其显著特点是基于知识进行推理，除了具有"两库结构"的构件外，还包括知识库及其知识库管理系统（knowledge base management system，KBMS）。知识库管理系统包括一个存放着各种数据和模型的综合知识库，该知识库是决策支持系统解决各种决策问题的智囊，使得决策支持系统功能大大增强。

3.1.2 IDSS

20 世纪 60 年代初，H. A Simon 教授提出了一套管理决策的基础理论，推动了决策科学方法的应用与研究。20 世纪 70 年代初，美国的 Gerrity、Scott Morto 和 Keen 等在此基础上提出了决策支持系统的概念，强调其对决策过程的积极作用，弥补了一般 MIS[8]在决策支持上的局限。决策支持系统将计算机在信息处理中的应用推向了一个新的阶段，引起了计算机和管理两大领域研究人员的广泛兴趣[9]。早期决策支持系统主要依靠数值分析方法，但随着应用的深入以及决策信息复杂性的提高，以单纯数值分析为基础的传统决策支持系统已经远远不能满足各种复杂问题处理的需要。现实生活中普遍存在的半结构化或非结构化问题很难用数学模型进行定量分析，有时虽然可以用模型来描述和求解，但基础数据难以获得，或者有些问题虽有多种模型可供选择，但对不同模型的参数条件和使用范围难以了解，特别是当实际问题与模型条件不一致时，传统决策支持系统无力指导用户修改模型。解决的办法是增加一个知识库，用来存放领域专家的决策思维过程、成功经验和有关知识等，从而构成 IDSS[10]。20 世纪 80 年代初期，Bonczek 等将人工智能中的专家系统、知识处理等方法引入决策支持过程，提出 IDSS 基本思想，分别发挥了决策支持系统数值分析与人工智能符号处理的特点。IDSS 在决策中运用人工智能技术，模拟人的思维方法和决策过程，以专家的决策过程作为模型，提炼专家的决策经验作为启发式规则，在决策阶段的全过程为决策者提供更加有效的支持。知识推理是 IDSS 的核心，将所获取的信息通过数据分析、推理，从而产生合理的决策规则，形成有用的知识。

自 20 世纪 80 年代初决策支持系统演变为 IDSS 以来，数据库、人工智能、专家系统和 Internet/ Intranet 技术的发展为 IDSS 提供了强大的技术支持，由此产生出四大代表性的决策支持技术工具，即数据仓库[11]、联机分析（online analytical processing）[12]、数据挖掘[13]、互联网决策系统（web based DSS）[14]，它们对 IDSS 的演变与发展产生了巨大的影响。当前，如何增强大数据复杂信息处理环境下 IDSS 系统的易修改性、适应性、求解灵活性、可扩充性等柔性，是 IDSS 研究与开发的当务之急。

CBR[15]在疾病早期筛查、诊断、预测等领域具有广泛的应用，基于 CBR 的临床决策支持系统（case-based clinical DSS，CCDSS）在智慧医院建设中具有重要地位，发挥着重要的作用。

3.1.3 基于 CBR 的临床决策支持

人类思维并不只是简单的形式，复杂问题的决策过程也绝非是简单的规则形式。上述 IDSS 的柔性特征，涉及 IDSS 所有问题的主体方面，是 IDSS 可否有效地提供决策支持的核心问题，也是设计 IDSS 中面临的首要问题。基于 CBR 的案例决策技术是决策者认知心理的决策过程的一个合理描述，它提供了一种实现智能系统及决策的现实环境和技术方法。以 CBR 技术为核心的智能案例决策支持系统，能够有机地实现人类思维的模拟。因此以 CBR 技术为依托的多种综合推理技术集成，成为 IDSS 发展的新方向。

CCDSS 可以用于许多管理决策领域，其功能取决于它所面向的应用领域和所积累的案例知识，其系统的有效性则取决于案例的抽取、案例表示、案例检索、案例修正、案例系统的维护等[16~18]。在 CCDSS 中，用于实现决策支持的案例要记录现实环境中已经发生过的决策、在一定决策环境中所产生的决策后果，以及对整个决策过程的评估。

CCDSS 中的案例库存放有关的决策案例数据。案例库管理系统（case base management systems，CBMS）[19~21]完成案例存储、特征的抽取、案例的索引、案例的学习和维护等。模型库管理系统管理决策模型。知识库存储专家经验和以规则形式表示的有关知识、CBR 中的相关知识等。知识库管理系统则完成维护功能。基于案例库的推理系统完成知识推理过程。其他部分与一般决策支持系统的相应部分基本相同。

在 CCDSS 中，诊疗用户扮演着重要的角色，解决机器很难解决的问题。诊疗用户主要利用自己的经验和知识完成以下任务：①在相关算法帮助下抽取当前问题的主要特征；②将基础案例解适配到当前问题环境中，形成建议解；③在计算机程序辅助下分析案例匹配失败的原因；④建立收集信息的学习目标；⑤根据收集到的知识和启发信息分解当前子问题；⑥与决策者进行交流，在各方面信息的支持下，集成所有相似案例的方案，综合并形成问题的最终满意方案。

用户的接受度是 CCDSS 的生命力。一般而言，如果用户不接受其结果，系统就不可谓之成功。用户能否接受系统的结果和结论，在很大程度上取决于系统得出结论的推理过程是否合理。而有些方法是没有逻辑可言的，如人工神经网络，系统通过输入得出的结论是难以解释的。即便是基于规则的系统，要解释从众多规则推理出的结论，也几乎不大可能。即使能够解释，由于推理过程过于复杂，用户也难以理解接受。

在医疗临床决策时，CCDSS 通常以历史案例为指导向环境学习，逐渐消除信息的不完整和不确定，通过将获取的信息与决策交互反馈，最终获得满意解。这种根据过去实际发生的案例得出结论，符合人类的思维习惯，具有合理性，易为用户所接受。以 CBR 为核心的 CCDSS，能够有机地实现人类思维的模拟，将医疗健康决策环境、决策问题、决策方法和历史健康数据联结起来，通过智能分析获得历史知识作为临床诊疗依据。以 CBR 技术为依托的多种综合推理集成技术，成为临床诊疗 IDSS 发展的主流方向。CCDSS 充分发挥了 CBR 技术和决策支持系统各自的优势，大大增强了临床决策支持系统进行信息处理和获取决策知识的能力。

3.2 基于 CBR 的 IDSS 组成和结构

3.2.1 基于 CBR 的决策

CBR 与 IDSS 融合形成推理能力更强的案例决策支持系统（CBR-IDSS）[22~31]。该类系统设计的目标是为管理决策人员提供一个人机交互的工具，用于决策案例的收集、案例分析与知识的获取利用。其设计坚持实际问题导向原则，核心思想是实用化、智能化、集成化、易操作化、网络化和协调化。CBR-IDSS 基于现有的各类 MIS 系统和从数据库中抽取的高质量决策数据[32]，充分发挥以初阶决策支持系统模型计算为核心解决定量分析问题的特点，又充分做到定性和定量的有机结合，使得其解决问题的能力和范围进一步扩大。

基于案例学习的基本决策过程（图 3.1）主要包括以下五个步骤：

第一步：决策问题分析。对当前的决策问题进行深入细致的分析，分析各个因素与决策的关系，考虑各个影响因素对决策结果的影响。

第二步：决策问题的特征提取。在计算机的帮助下，提取决策问题的主要特征，获取特征值。

第三步：决策案例的匹配。根据上一步提取的特征和特征值，从历史案例库中寻找最相似的一个或者若干相似案例作为参考。

第四步：决策案例的修正和满意解的获取。根据问题的相似程度和决策者所处的环境情况对备选的一个最相似案例进行初步修正，形成决策问题的初始解，再通过决策方案评价直至形成满意解；或从若干个最相似案例中进行抽取和重组，根据环境情况和其他需求进一步修改，通过决策方案评价，直至获得满意方案。

第五步：决策案例的保存。对上一步的满意解进行考量，是否具有价值或者为案例库所需，如果需要，则作为新案例充实到案例库，完成案例学习。

通常，案例匹配会找到一个或若干个相似案例。特殊情况下，案例匹配可能会失败或决策用户对获得的相似案例非常不满意。在这种情况下，可以确定问题分解的目标，再获取更深层次的信息或知识，如有别于其他案例的特征信息，再由基于规则的推理机获取决策知识，并最终形成问题的满意解。

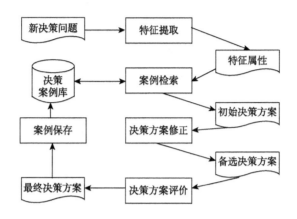

图 3.1　基于案例学习的基本决策过程

如果考虑领域知识、修正规则和适配知识的应用，CBR 系统将更加完善，其知识求解和方案获取的能力和准确度将得到增强。图 3.2 就是这种 CBR[33~37] 系统下的决策过程。

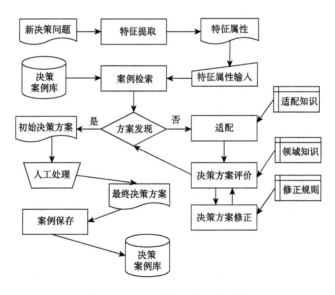

图 3.2　CBR 系统下的决策过程

案例库：案例库在 CBR 系统中具有举足轻重的地位，是 CBR 的基础和中心。CBR 的性能很大程度取决于案例库构造的好坏。案例知识表示方法和案例的组织方式对系统性能有重要影响。案例表示方法大致可以分为面向对象的表示和基于模拟的表示，实际应用中可以根据数据的实际情况选择具体的案例表示方法。此外，案例索引也影响着案例检索的效率和质量。在建造 CBR 系统前，对案例数据进行分析和选择合适的特征属性是非常重要的。所选择的特征属性可能会作为案例索引和适配的属性。

案例适配：CBR 的第一步是对输入系统的案例属性进行选择和优化，并将优化后的属性输入，为后续的检索做好准备。检索阶段会根据输入的新问题的特征属性值，通过某种案例检索算法获取与当前问题情境最匹配的案例集合。

案例评价：一旦检索到最相似的案例，决策者会将该案例的信息与当前的问题情境进行进一步的比较，或者与用户交流，发现其中的差异。通过评价的案例可以作为当前问题的满意解，并充实到案例库中。否则，进入下一步的修正过程。

案例修正：该工作第一步是要识别出获取的案例与新问题比较起来，哪些地方有差异或不满足要求，然后使用这些信息引导修正程序完成修正过程。在现有的文献中，多采用一组启发式规则。通常情况下，人们通过案例修正获取问题的满意解，但是有时也有摒弃当前最相似案例（A 案例）而重新选择另一个案例（B 案例）进行适配和修改的情况。为了尽可能地选择最合适的案例，在这种情况下，需要对摒弃 A 案例的理由进行解释，也需要解释为什么选择 B 案例而不选择其他案例。

案例存储：为了便于案例库知识的扩充，通常情况下对于新生成的案例，需要判断是否可以作为新案例充实到案例库中。随着新案例不断填入，案例库容量在逐渐增大，CBR 系统解决问题的能力也在增加。在新案例进入案例库的同时，案例学习也得以完成。

总的来说，案例库和案例存储在整个 CBR 中是极其重要的。一个 CBR 系统的核心就是案例库。对于一个 CBR 系统[28, 38~41]，可以这样理解：

（1）历史问题及其解决方案构成案例库，作为知识中心；

（2）解决问题通过案例检索和适配历史案例，通过案例修正获取最终的解；

（3）知识获取通过检索算法实现，可以根据不同案例特征属性的需求设计相应的检索算法；

（4）通过增加领域知识、修正规则、适配知识等，可以增加系统解决问题的能力；

（5）随着案例库案例数目的增加，系统性能进一步提高。

3.2.2 CBR-IDSS 系统结构

通过将 CBR 融入决策支持系统中，可以提高诊疗决策支持系统获取信息的能力，提高决策的效果[42]。针对 3.2.1 的决策过程，一个基本型的 CBR-IDSS 的组成可以用图 3.3 表示。

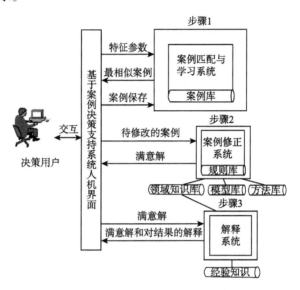

图 3.3　基于案例决策支持系统的基本组成

由图 3.3 可知，决策案例存放在案例库中，案例匹配与学习系统完成特征识别与抽取、案例的索引、案例检索、案例学习工作[43]。案例修正系统完成案例的修正。模型库主要存放和管理能支持该领域决策的模型[44]。领域知识库主要存放、管理和维护专家经验、领域知识、典籍和以规则形式表示的知识以及 CBR 中的相关知识等。需要注意的是，用户通过人机界面和案例匹配与学习系统、案例修正系统、解释系统之间的交互都是双向的，其中往往伴随着信息的多次确认、信息的获取以及信息的反馈。

决策用户在案例决策支持系统中扮演着重要的角色[45]。不仅其输入的初始信息对结果影响很大，中间与机器的交互也非常重要。因此，要求决策用户非常熟悉系统的推理流程和推理机制，准确地进行信息输入和反馈，能够根据实际情况心智灵活地引导系统进行知识推理，并解决机器无法解决的问题。决策用户需要进行五个方面的主要工作。

（1）对当前问题特征的抽取；

（2）如果案例匹配[46]成功，将重用的案例与当前问题情境进行适配，形成

建议的解决方案;

（3）如果案例匹配失败，进行原因分析;

（4）能够灵活地调整检索条件，在首轮匹配失败后进行案例的二次匹配;

（5）在机器修正的基础上对方案进行进一步的完善以形成最终解。

根据决策的情境、流程和需求，以及其中决策数据处理和分析的要求，对图 3.3 的内容进行了完善和拓展，可以进一步设计得到 CBR-IDSS 的系统结构，如图 3.4 所示。

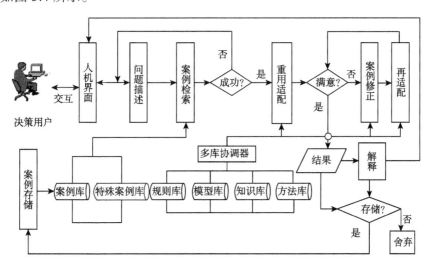

图 3.4　CBR-IDSS 的系统结构

在 CBR-IDSS 中，决策用户对问题的描述较为重要，会对能否顺利匹配到合适的案例产生影响。有时并不能一次就成功检索到合适的案例，此时可以尝试着通过对问题描述进行微调，然后再次检索。在案例检索成功后，对历史案例进行重用和适配。重用和适配事实上是两个工作：案例重用和案例适配。因为就操作过程本身而言，案例重用过程较为简单，大多数情况下与案例适配几乎同时进行，所以将两者合二为一。

在案例库方面，除了正常案例库，还可以建设特殊特例库（简称特例库），如临床诊疗中的疑难杂症案例库[47]。通过建立特例库，使得在一般的案例库检索失败后，在特例库中仍然可能有所收获；还避免了特殊案例与正常案例在检索时的相互干扰。CBR-IDSS 中，除了案例库是知识库外，还有另一个领域知识库，它主要存储着领域知识、修改规则、适配知识等内容。人机界面不仅用于人机交互，还用于问题形成、结果显示和系统控制；多库协调器主要完成问题求解过程中规则库、知识库、方法库和模型库系统的调度。

新问题的最终解决解在生成以后，会有一个被判断是否充实到案例库的过程。并不是所有新问题的解都会进入案例库，有的可能只会作为一般的数据保存而不进入案例库。只有那些被认为有价值的案例及其解决方案才会被作为新案例存储到案例库中。

3.3 智慧医院环境下基于 CBR 的临床决策支持系统

2015 年，李克强总理在政府工作报告中提出"发展智慧城市"。2015 年 1 月 28 日，国家卫生和计划生育委员会李斌主任强调要依靠科技进步，充分发挥信息化手段的作用，实现"智慧医疗"。智慧医疗通过综合利用大数据、人工智能、医联网等新一代信息技术，不仅可以使医务人员能够搜索、分析和引用大量证据来支持他们的诊断，还可以为患者提供智能导诊、远程诊疗等服务，以及为管理人员决策提供重要的知识支持。智慧医疗使医生、患者、医学科研人员、药物供应商、保险公司等整个医疗生态圈的每一个群体受益。智慧医疗有助于整合跨区域、跨医院之间的业务流程和医疗信息资源，帮助实现在线预约、双向转诊和远程诊疗，大幅提升了医疗资源的配置水平和医疗服务质量。其中，智慧医院是智慧医疗建设的重要载体和重点。

智慧医院建设包括患者、医生、护理、医技等多个层面，既包括患者就诊过程中涉及的医患沟通、智能预约、出入院管理等多个层面和贯穿整个诊疗过程的智能化、智慧化建设，又包括门诊、住院的诊断和治疗、患者管理等三个方面的智能化、智慧化建设，又包括护理记录、遗嘱执行、护理管理[48]、移动应用四个方面的智能化、智慧化建设，还包括用药监控、合理用药、参与病人用药质控、静脉配液流程及管理等多个层面的智能化、智慧化建设。智慧医院的建设将有助于国内医疗看病难、看病贵、医患关系紧张、医疗资源分配不均、等待时间长、大医院人满为患小医院无人问津等问题的解决，有助于医院加强过程质控，保障患者医疗安全与质量；有助于缩减病人等待时间，最大化利用核心医疗资源。

实现智慧诊疗决策和精准医疗是智慧医院建设的一个核心目标。智慧医院建设的首要任务是进行健康大数据收集分析，为医生诊断[49, 50]、治疗和预测提供智能化的临床决策支持系统[38]，为医生提供强有力的诊断支持工具[51]，实现个体化及精准化医疗，有效减少误诊错诊率。当前，医院积累了各种大规模诊疗数据，人工智能技术和高级统计学的应用，将有助于实现这些信息资源的有效挖掘和利用，实现医疗数据智能和诊疗决策的智能化和现代化[52]。各种大数据驱动的智能诊疗决策支持系统[53]的应用，将彻底改变当前的诊疗模式，知名医生的经验和知识将得到最大范围的共享和重用。这将有助于减少医院资源分配不均带来的不公平性问题，有助于广大农村和县城中小医院的医生提升诊疗水平[54]，有助于疏散更多的患者到中小医院就诊。同时误诊错诊率的降低也有助于减少医患纠纷，改善医患关系。

临床决策支持系统[55]能够给医生、患者或其他个体提供经过智能数据分析、挖掘与组织过程的高质量信息与知识，帮助提升临床决策质量，减少人为的错诊误诊，更好地提高医疗服务质量和患者健康安全。CBR 可以广泛应用于临床决策支持过程中，如乳腺癌早期筛查[56]、复发预测和生存期预测等。随着智能语音技术和大数据智能的快速发展，基于 CBR 的临床决策支持系统（CCDSS）将具有更加智能化、更加友好的人机交互界面。CCDSS 系统根据获得的文字、语音等信息条件进行判断。和一般信息系统的人机交互界面相比，通常 CBR 的人机交互界面更加人性化，尤其是输出的信息主要以案例的形式为主，易于用户理解。CCDSS 与医生的工作流程相融合，医生可从基于 CBR 的工作流中迅速获得临床决策支持，可在不干预的情况下自动获得所需信息，并与电子病历、各种电子体检报告等系统紧密融合，及时获取所需最新信息从而提高知识推理的准确性。

CCDSS 中的知识库包括历史案例库和通用知识库。历史案例库是 CCDSS 知识库的核心和主体，里面包含来自一个或多个机构的经过组织的历史案例。这些案例通常按照不同的疾病种类和辅助决策用途进行细分和组织，进而形成一个个更为具体的案例库供不同的知识推理需求所用。案例库对案例质量有较高的要求，案例库需要动态更新，需要有一个高效可行的管理机制保障案例库案例的质量和动态更新。CCDSS 中的临床通用知识库主要是临床相关知识的总集，一般按照药品、诊疗指南、专科进行分类管理。CCDSS 中临床通用知识库里的知识具有权威性，包括卫生部门颁发的各种疾病诊断标准、《国家基本药物处方集》和中华医学会、中医科学院等权威机构编写的《临床诊疗指南》和《中华本草》等。这些知识不但都源自权威出版物、专家和机构，而且都经过了结构化处理和系统组织，便于用户获取。

CCDSS 按照医疗流程临床决策支持的内容可以分为辅助诊疗 CBR 系统、辅助用药 CBR 系统、辅助药物调配 CBR 系统、辅助医嘱录入 CBR 系统、辅助护理计划 CBR 系统、生存期预测 CBR 系统等，基本上可以覆盖大部分的临床医疗决策过程。辅助诊疗 CBR 系统的数据通常抽取自电子病历、电子体检报告和回访数据，包括各种可能对临床诊断决策有帮助的用户数据、临床观测数据、体检数据和检查数据都可能会被抽取到案例库中。通常 CBR 的临床诊断系统并不直接基于电子病历数据进行推理，而是基于抽取和组织后的案例数据，通常会给出建议的诊断结果、治疗方案和较为完整的相似案例信息，供临床人员参考。辅助用药 CBR 系统通常会根据患者疾病、手术、身体等各种特征信息进行相似案例匹配，给出建议的用药参考及禁忌[57]。作为智慧医院建设的重要内容，CCDSS 不仅有助于实现精准医疗、精准用药和个性化医疗，还有助于提升远程医疗和移动医疗的水平。尤其在广大乡村医院，缺少有经验的医生，可以参考的病例数量也非常有限，如果借助于联网和共享的 CCDSS 平台，农村医生将可以获取大医院的高质量案例知识，从而帮助他们做出更及时和准确的临床决策，提高乡村医生的诊疗水平，一定程度上增加了医疗的公平性。

3.4　基于 CBR 的中医诊疗与中药知识服务系统

在中医药领域，基于 CBR 的中医诊疗与中药服务系统也具有良好的发展前景，可用于中医诊断、中药处方管理、合理用药、电子药历的智能化生成、中医治疗方案的自动化匹配等各个方面。有研究者指出，中医一些领域不太适合建立规则模型或机理，CBR 技术则非常适合非结构化和半结构化问题的解决，研究和开发基于 CBR 的中医临床决策支持系统，可以充分利用中医药学积累的数据资源尤其知名老中医效验案例来指导医生的日常诊疗行为、辅助医生决策，有利于医生快速做出决策和提高中医临床疗效。

中医药领域 CCDSS 的核心是领域知识库、案例库建设与面向中医药数据特征的相似性计算算法的设计和修正机制设计，特别是针对不同中医类案例的个体特征实现基于症-诊断-药相关分析的可用的案例修正策略，对于提高中医领域 CCDSS 知识获取的能力尤为关键。它应考虑面向个体化诊疗决策的需求，提供可视化的诊疗决策支持方案。在数据资源整合和利用方面，中医药领域的 CCDSS 可以在国内医学研究机构和院校开发的中医知识库、药学知识库和从中医临床数据库中筛选加工形成的中医学临床效验案例库的基础上，把临床通用知识库、药学知识库和案例库整合到一起，形成包括信息收集、信息融合、信息集成、信息挖掘与知识服务的集成化数据智能平台，助力中医药现代化和智慧中医药建设。

3.5　本　章　小　结

本章介绍了决策支持系统尤其是智能决策支持的发展，重点介绍了基于案例知识库的决策过程与基于 CBR 的 IDSS 组成和结构。进一步介绍了智慧医院环境下基于 CBR 的临床决策支持系统和基于 CBR 的中医诊疗与中药服务系统。随着智慧医院和智慧养老建设的快速推进，包括基于 CBR 技术的各种 IDSS 将在医院得到广泛应用，推动着我国精准医疗、精准用药、个性化健康和中医药现代化不断向前发展。

参 考 文 献

[1] Vazsonyi A. Decision support systems （DSS）Decision support systems. Encyclopedia of Operations Research and Management Science，2013，3（5）：211-219.

[2] Ceccaroni L，Cortés U，Sànchez-MarrÈ M. OntoWEDSS：augmenting environmental decision-support systems with ontologies. Environmental Modelling & Software，2004，19（9）：785-797.

[3] Law A，de Lacy T，McGrath G M，et al. Towards a green economy decision support system for tourism destinations. Journal of Sustainable Tourism，2012，20（6）：823-843.

[4] Chan S L，Ip W H. A dynamic decision support system to predict the value of customer for new product development. Decision Support Systems，2011，52（1）：178-188.

[5] Blank I，Balewski Z，Mahowald K，et al. Syntactic processing is distributed across the language system. Neuroimage，2016，127：307-323.

[6] McCullough E B，Matson P A. Evolution of the knowledge system for agricultural development in the Yaqui Valley，Sonora，Mexico. Proceedings of the National Academy of Sciences of the United States of America，2016，113（17）：4609-4614.

[7] Bonczek R H，Holsapple C W，Whinston A B. Future directions for developining decision support systems. Decision Science，1980，11（4）：616-631.

[8] Ujan I A，Suhaimi M A，Hydari M A，et al. The success of a management information system in health care sector of Pakistan. International Conference on Statistical Sciences，2015，28：423-426.

[9] 陈晓红. 决策支持系统理论和应用. 北京：清华大学出版社，2000.

[10] Guo Z X，Ngai E W T，Yang C，et al. An RFID-based intelligent decision support system architecture for production monitoring and scheduling in a distributed manufacturing environment. International Journal of Production Economics，2015，159：16-28.

[11] Pokorny J. Data warehouses// Zupančič J，Wojtkowski W，Wojtkowski W G，et al. Evolution and Challenges in System Development. Berlin：Springer，1999：59-71.

[12] Drzadzewski G，Tompa F W. Partial materialization for online analytical processing over multi-tagged document collections. Knowledge and Information Systems，2016，47（3）：697-732.

[13] Aggarwal C C. Data Mining. Berlin：Springer International Publishing，2015.

[14] Delen D，Sharda R，Kumar P. Movie forecast guru：a web-based DSS for Hollywood managers. Decision Support Systems，2007，43（4）：1151-1170.

[15] 王来奇. 基于 CBR 技术的中医诊疗系统中案例相似度计算方法研究. 中国科学院大学硕士学位论文，2017.

[16] 李锋刚，倪志伟，郜峦. 基于案例推理和多策略相似性检索的中医处方自动生成. 计算机应用研究，2010，27（2）：544-547.

[17] 杨健，马小兰，杨邓奇. 基于案例推理的中医诊疗专家系统. 时珍国医国药，2008，19（7）：1768-1770.

[18] 王晓玉，孟楣，夏伦祝，等. 一种智能化电子药历生成方法. 中国医院药学杂志，2009，（10）：843-845.

[19] 顾东晓. 基于案例库的诊疗决策支持技术研究. 合肥工业大学博士学位论文，2011.

[20] Zhou X，Chen S，Liu B，et al. Development of traditional Chinese medicine clinical data warehouse for medical knowledge discovery and decision support. Artificial Intelligence in Medicine，2010，48（2~3）：139-152.

[21] Kumar K A，Singh Y，Sanyal S. Hybrid approach using case-based reasoning and rule-based reasoning for domain independent clinical decision support in ICU. Expert Systems with Applications，2009，36（1）：65-71.

[22] Frize M，Walker R. Clinical decision-support systems for intensive care units using case-based reasoning. Medical Engineering and Physics，2000，22（9）：671-677.

[23] Holt A，Bichindaritz I，Schmidt R，et al. Medical applications in case-based reasoning. The Knowledge Engineering Review，2005，20（3）：289-292.

[24] Zhuang Z Y，Churilov L，Burstein F，et al. Combining data mining and case-based reasoning for intelligent decision support for pathology ordering by general practitioners. European Journal of Operational Research，2009，195（3）：662-675.

[25] Begum S，Ahmed M U，Funk P，et al. Case-based reasoning systems in the health sciences：a survey of recent trends and developments. IEEE Transactions on Systems，Man，and Cybernetics，Part C （Applications and Reviews），2011，41（4）：421-434.

[26] Kahn J C E，Anderson G M. Case-based reasoning and imaging procedure selection. Investigative Radiology，1994，29（6）：643-647.

[27] Huang M J，Chen M Y，Lee S C. Integrating data mining with case-based reasoning for chronic diseases prognosis and diagnosis. Expert Systems with Applications，2007，32（3）：856-867.

[28] Shen Y，Colloc J，Jacquet-Andrieu A，et al. Emerging medical informatics with case-based reasoning for aiding clinical decision in multi-agent system. Journal of Biomedical Informatics，

2015, 56: 307-317.

[29] Marling C, Whitehouse P. Case-based reasoning in the care of Alzheimer's disease patients//Aha D W, Watson I D. International Conference on Case-Based Reasoning. Berlin: Springer, 2001: 702-715.

[30] Begum S, Ahmed M U, Funk P, et al. A case-based decision support system for individual stress diagnosis using fuzzy similarity matching. Computational Intelligence, 2009, 25（3）: 180-195.

[31] Bichindaritz I, Marling C. Case-based reasoning in the health sciences: what's next? Artificial Intelligence in Medicine, 2006, 36（2）: 127-135.

[32] Rossille D, Laurent J F, Burgun A. Modelling a decision-support system for oncology using rule-based and case-based reasoning methodologies. International Journal of Medical Informatics, 2005, 74（2~4）: 299-306.

[33] Bradburn C, Zeleznikow J. The application of case-based reasoning to the tasks of health care planning//Wess S, Althoff K D, Richter M. European Workshop on Case-Based Reasoning. Berlin: Springer, 1993: 365-378.

[34] van den Branden M, Wiratunga N, Burton D, et al. Integrating case-based reasoning with an electronic patient record system. Artificial Intelligence in Medicine, 2011, 51（2）: 117-123.

[35] Marling C, Shubrook J, Schwartz F. Toward case-based reasoning for diabetes management: a preliminary clinical study and decision support system prototype. Computational Intelligence, 2009, 25（3）: 165-179.

[36] Azuaje F, Dubitzky W, Black N, et al. Improving clinical decision support through case-based data fusion. IEEE Transactions on Biomedical Engineering, 1999, 46（10）: 1181-1185.

[37] Fan C Y, Chang P C, Lin J J, et al. A hybrid model combining case-based reasoning and fuzzy decision tree for medical data classification. Applied Soft Computing, 2011, 11（1）: 632-644.

[38] Hernandez B, Herrero P, Rawson T M, et al. Data-driven web-based intelligent decision support system for infection management at point-of-care: case-based reasoning benefits and limitations. HEALTHINF, 2017: 119-127.

[39] Reddy M, Pesl P, Xenou M, et al. Clinical safety and feasibility of the advanced bolus calculator for type 1 diabetes based on case-based reasoning: a 6-week nonrandomized single-arm pilot study. Diabetes Technology & Therapeutics, 2016, 18（8）: 487-493.

[40] Sene A, Kamsu-Foguem B, Rumeau P. Telemedicine framework using case-based reasoning with evidences. Computer Methods and Programs in Biomedicine, 2015, 121（1）: 21-35.

[41] Gómez-Vallejo H J, Uriel-Latorre B, Sande-Meijide M, et al. A case-based reasoning system for aiding detection and classification of nosocomial infections. Decision Support Systems,

2016, 84: 104-116.

[42] Douali N, Csaba H, de Roo J, et al. Diagnosis support system based on clinical guidelines: comparison between case-based fuzzy cognitive maps and Bayesian networks. Computer Methods and Programs in Biomedicine, 2014, 113 (1): 133-143.

[43] Miotto R, Weng C. Case-based reasoning using electronic health records efficiently identifies eligible patients for clinical trials. Journal of the American Medical Informatics Association, 2015, 22 (e1): e141-e150.

[44] El-Fakdi A, Gamero F, Meléndez J, et al. eXiTCDSS: a framework for a workflow-based CBR for interventional clinical decision support systems and its application to TAVI. Expert Systems with Applications, 2014, 41 (2): 284-294.

[45] Sherimon P C, Krishnan R. OntoDiabetic: an ontology-based clinical decision support system for diabetic patients. Arabian Journal for Science and Engineering, 2016, 41 (3): 1145-1160.

[46] Bach K, Szczepanski T, Aamodt A, et al. Case representation and similarity assessment in the selfBACK decision support system//International Conference on Case-Based Reasoning. New York: Springer, 2016: 32-46.

[47] Begum S, Barua S, Filla R, et al. Classification of physiological signals for wheel loader operators using multi-scale Entropy analysis and case-based reasoning. Expert Systems with Application, 2014, 41 (2): 295-305.

[48] Choy K L T, Siu K Y P, Ho T S G, et al. An intelligent case-based knowledge management system for quality improvement in nursing homes. VINE Journal of Information and Knowledge Management Systems, 2018, 48 (1): 103-121.

[49] van Loon M, van den Broek S, ten Cate O. A model study guide for case-based clinical reasoning//ten Cate O, Custers E J F M, Durning S J. Principles and Practice of Case-based Clinical Reasoning Education. Berlin: Springer, 2018: 121-132.

[50] Saraiva R, Perkusich M, Silva L, et al. Early diagnosis of gastrointestinal cancer by using case-based and rule-based reasoning. Expert Systems with Applications, 2016, 61: 192-202.

[51] Zolhavarieh S, Parry D, Bai Q. Issues associated with the use of semantic web technology in knowledge acquisition for clinical decision support systems: systematic review of the literature. JMIR Medical Informatics, 2017, 5 (3): 18-22.

[52] Shen Y, Colloc J, Jacquet-Andrieu A, et al. Constructing ontology-based cancer treatment decision support system with case-based reasoning//Qiu M. Smart Computing and Communication. Berlin: Springer, 2017: 278-288.

[53] Scoot P J, Rrow A W, Adedeji T, et al. A review of measurement dractive in stuchies of clinical decision support systems 1998-2017. Journal of the American Medical Informations

Association, 2019, 26（10）: 1120-1128.

[54] Chawki M B, Nauer E, Jay N, et al. Tetra: a case-based decision support system for assisting nuclear physicians with image interpretation//Aha D W, Lieber J. International Conference on Case-Based Reasoning. Berlin: Springer, 2017: 108-122.

[55] Romero-Aroca P, Vall-Mateu A, Moreno-Ribus A, et al. A clinical decision support system for diabetic retinopathy screening: creating a clinical support application. Telemedicine and e-Health, 2019, 25（1）: 31-40.

[56] Gu D, Liang C, Zhao H. A case-based reasoning system based on weighted heterogeneous value distance metric for breast cancer diagnosis. Artificial Intelligence in Medicine, 2017, 77: 31-47.

[57] Wu J, Tan Y, Chen Z, et al. Data decision and drug therapy based on non-small cell lung cancer in a big data medical system in developing countries. Symmetry, 2018, 10（5）: 152.

第 4 章　基于 CBR 的模糊多属性诊疗决策支持

本章以临床诊断中的一类决策问题，即模糊多属性决策为背景，提出了基于 CBR 的模糊多属性决策方法，探寻一种适应含连续型数值、区间模糊数、空间方位符号数等类型属性知识获取需求的混合案例检索算法。为了便于理解，本章选择这类科学问题中的一个典型实例，即乳腺肿瘤临床诊疗决策问题为例进行描述。

4.1　乳腺肿瘤临床数据特征

医院在长期的诊疗过程中积累了大量的医院诊疗病例，这些病例不仅包含病人的基本信息，还包含常规检查、病理分析、会诊和诊断、治疗方法和过程、护理措施等，将这些信息组织起来建立案例库，通过数据挖掘可以产生对医生诊疗有价值的信息，为医生特别是年轻的医生提供决策支持。目前的研究主要侧重于基于医学图像数据的诊断和预测，无法提供医生会诊过程、治疗方案、治疗过程等更具体更详细的信息，而这些信息对医生的诊断和治疗具有更大的价值。因此，需要提供一个可以从病例中获取更完整知识的技术框架，有效利用历史知识和经验为医生尤其是年轻医生的诊疗提供决策支持。

更为重要的是，在医院诊疗病例中，有的数据属于空间方位属性，还有的数据属于有大小区别的区间模糊性属性，现有的方法大都将这两种属性数据当作符号型数据进行处理。例如，在 wisconsin breast cancer dataset（威斯康星肿瘤数据，来自加州大学欧文分校 UCI 机器学习数据库）中，有 Breast 和 Tumor-size 属性，根据基于欧氏距离的 KNN 方法，Breast 属性中的 left-up 和 left-low，left-up 和 right-low 具有相同的相似距离，Tumor-size 属性中的 0-4 和 5-9，0-4 和 55-59 具有相同的相似距离。显然，这是不尽合理的。因此，寻找一种适用于包含多种属性案例匹配问题的检索方法，进一步提高诊断决策的准确度，是本章研究的另一个目标和需要重点解决的问题。

CBR 系统中，权重对结果的影响往往较大，而目前 CBR 中权重的确定主要依靠专家的主观判断，一些 CBR 知识系统在使用时权重完全由医生个人设置，医生对权重的决定主观性太强。目前，如何寻找一种合适的案例权重方法仍然是学术界讨论的一个话题，但是增加案例权重确定的客观性却是一个共识。由于案例属性的多样性和复杂性，要找到一个适用于特定研究问题的案例权重确定方法并不容易。因此需要探寻一种更具客观性的权重获取方法。这种方法可以是纯客观性的，也可以是主观和客观相融合的产物，减小权重对 CBR 结果的影响。

在核心的检索算法方面，当前最常见的案例检索算法是基于欧氏距离的KNN。基于欧氏距离的 KNN 适用于二值和连续型数值的计算，但并不适用于区间模糊数等其他类型数据的计算。然而，在临床诊疗病例中，不仅有连续型数值，还有区间模糊数（8-10，15-18）、空间方位符号数等其他类型属性。下面介绍一种适应含连续型数值，还有区间模糊数（8-10，15-18）、空间方位符号数等其他类型属性需求的模糊混合案例检索算法（fuzzy hybrid retrieval algorithm for medicine，FHRA-M）及基于该方法的决策支持技术，实现含区间模糊数和空间方位符号数临床诊疗案例的知识获取。

4.2　基于 CBR 的临床模糊决策支持过程

在医院临床决策过程中，由于患者病情的复杂性和不确定性，以及人类思维的模糊性，决策信息往往以模糊语言来表达。因此，基于模糊信息的多属性决策在临床诊疗决策中大量存在。模糊多属性决策已经成为决策领域的一个研究热点[1~3]，例如，Xu[4]提出了三角模糊语言变量的概念，并针对三角模糊语言变量提出了模糊语言平均算子（fuzzy linguistic approach，FLA）、模糊语言加权平均算子（fuzzy language weighted averaging，FLWA）、模糊语言有序加权平均算子（fuzzy language ordered weighted averaging，FLOWA）及诱导模糊有序加权算子（inductive fuzzy language ordered weighted averaging，IFLOWA），并用于群决策中。Liang 和 Chen[5]针对梯形模糊语言变量，提出了梯形模糊语言加权平均算子（trapezium fuzzy language weighted averaging，TFLWA），并给出了基于可能度公式的梯形模糊语言变量多属性决策的方案排序方法。虽然模糊多属性决策领域已经涌现出上述许多研究成果，但是由于案例库知识组织形式的特定性，加之疾病本身的复杂多变性特征，现有的方法无法满足模糊多属性临床诊疗决策案例知识获取的需要。

　　CBR 可以应用到临床诊疗决策过程中。它通过对历史经验和知识的获取，帮助医务人员选择最佳的治疗措施和方案，辅助诊断、预测、护理等过程的决策。一个基于 CBR 的临床智能模糊决策支持系统（CBR-MIDSS）的技术框架如图 4.1 所示。其基本工作原理如下：以满足医务人员在诊疗决策过程中的知识需求为目标，以案例的形式来映射诊断和治疗知识，通过对历史临床诊疗决策案例的相似度匹配找到最相似的案例，通过修正优化等一系列过程形成医生最终的解决方案。其工作过程遵循以下基本步骤：

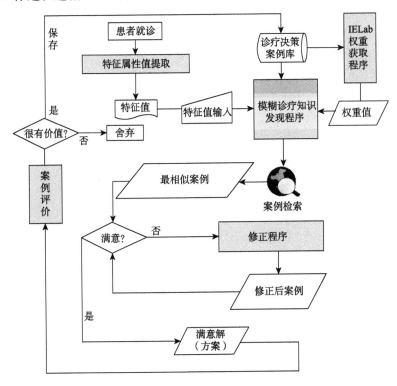

图 4.1　基于 CBR 的临床诊疗决策知识过程

　　步骤 1：根据临床诊疗决策特点，定义源决策案例的特征属性，建立临床诊疗决策案例库（medical case base，MCB）。

　　步骤 2：抽取新问题的特征属性，通过案例检索程序对案例库进行检索，通过相似度分析获取最相似的案例。

　　步骤 3：如满足，则使用；如不满足，则输入特定需求，启动案例修正程序，对获取的案例进行修正，直至获得满足要求的案例。

　　步骤 4：进行案例重用，实现对临床诊疗决策的知识支持。

步骤 5：根据临床诊疗决策问题的实际情况，修改完善，得到当前问题的解决方案，形成新案例。

步骤 6：审查和评估案例的价值，决定是否进入案例库，完成决策案例的学习过程。

4.3　诊疗案例表达与知识获取

4.3.1　诊疗决策案例表示

诊疗决策案例表示是决策支持和诊疗知识管理过程中的基础性工作，其表示方法直接关系到临床诊疗决策知识推理的效率和准确度。临床诊疗决策历史案例分为历史诊疗决策案例和目标诊疗决策案例。历史诊疗决策案例是指在医生诊疗过程中形成的由病人年龄、症状和病情描述、诊断结果等相关信息构成、经过组织后存储于案例库中的历史数据记录。目标诊疗决策案例是指在病人就诊过程中，医生根据病人年龄、症状、病情描述、检查等相关信息所要获得特定诊疗知识的新案例。

诊疗决策案例的表示可以采用元组法。为便于说明，以某癌症数据集为例，对诊疗决策案例的知识说明如下：

CCWI={case_num，age，tumor-size，inv-nodes，node-caps，deg-malig，breast，breast-quad，irradiat，class}

这九个属性可以被理解为九个元组。CCWI 可以被看作由一个九元组组成的向量空间。这些信息基本可以满足乳腺肿瘤复发预测决策支持的需要。可以在 CCWI 基础上提供更多的描述方案，以适应不同医学数据和问题的需求。例如，在对某医院调查的基础上，对 CCWI 案例进行了描述和扩展，形成了 CCexpand。CCexpand 表示为

CCexpand=expand cancer case{case_infor，patient-infor，prior_treatment_symptom_sign，chemical_examination_results，pathological_report_consultation，diagnosis_results，treatment，post_treatment_symptom_sign，nursing_strategy}

其中，case_infor 表示案例概况信息的向量。它包括基本信息（the basic case information），包括案例编号（case code）、案例名（case title）、案例发生时间（出院日期）（time）、主治医生姓名（attending physician）、住院医师姓名（resident physician）、护理人员姓名（nursing personnel name）等。

patient-infor 表示病人基本信息的向量。包括患者性别（sex）、年龄（age）、身高（height）、体重（weight）、家族史（family history）、健康史

（health history）、药物过敏史（medication history）、入院日期（date of admission）、出院日期（date of discharge）等。

prior_treatment_symptom_sign 表示乳腺癌患者主要症状和体征的向量。乳腺癌患者症状指异常变化所引起的乳腺癌病人主观上的异常感觉，如"大便带血 5 个月""进食哽咽伴胸骨后疼痛 6 个月"等，大多来自患者的口述。乳腺癌患者体征指"体征"，是医生给乳腺癌病人检查时发现的具有诊断意义的征候，如皮肤巩膜无黄染、腹平软等。

chemical_examination_results 表示主要化验结果的向量。主要包括血常规（routine analysis of blood）、生化（biochemistry）、免疫组合（immunity class）、凝血象（coagulogram）、尿常规（routine analysis of urine）、血气分析（blood gas analysis）、腹部 B 超检查（abdominal BUS）。

pathological_report_consultation 表示病理信息的向量，信息源于病理报告（pathological report）及主要会诊（consultation）。具体包括肿块大小（tumor-size）、受侵淋巴结数（inv-nodes）、有无结节冒（node-caps）、恶性肿瘤程度（deg-malig）、肿块位置（breast）、肿块所在象限（breast-quad）、分布特征（distribution feature）、生长特征（growth feature）等。

diagnosis_results 是对患者病情的基本判断的向量。如恶性和良性、易复发和不易复发等。

treatment 是对病人治疗过程和方法的详细描述或记录的向量。包括病情描述（disease discription）、诊断过程（diagnostic procedure）、是否放疗（irradiat）、治疗过程、效果以及中间的检查情况等。

post-treatment_symptom_sign 是描述手术后症状的向量，即治疗后的乳腺癌患者症状描述。

nursing_strategy 是描述患者具体病情以及症状特征的护理建议和策略的向量。

在上述各类信息中，case_infor、patient-infor、prior_treatment_symptom_sign、chemical_examination_results、pathological_report_consultation 对应于乳腺肿瘤案例描述，各元素或其下属子元素均可选作为案例的特征属性；diagnosis_results、treating_process、post_treatment_symptom_sign、nursing_support_infor 为乳腺肿瘤案例解的解决方案部分。

CCWI 中的每一元表示单属性，而 CCexpand 中的每一元表示一个向量，由多个属性构成，是一个属性集。CCWI 可以看作从 CCexpand 的 patient-infor 中抽取了 age 属性，从 pathological_report_consultation 中抽取了肿块大小（tumor-size）、受侵淋巴结数（inv-nodes）、有无结节冒（node-caps）、恶性肿瘤程度（deg-malig）、肿块位置（breast）、肿块所在象限（breast-quad）等属性，从 treatment 中抽取了 irradiat 属性。CCWI 主要用于乳腺癌复发预测，而 CCexpand

有更广泛的价值：对于医生而言，检索出历史案例 diagnosis_results、treating_process、post_treatment_symptom_sign 等项目反映的信息可以作为其判断乳腺癌种类、选择治疗方案的重要参考，同时还有助于帮助医生对治疗的预期效果进行预测。对于护理人员而言，nursing_strategy 项目提供的护理策略和建议措施则为其进行护理决策提供重要支持。

4.3.2　指标属性标准化

融合 TOPSIS 中的向量变换法，采用以下公式进行临床诊疗决策案例属性值标准化，以消除不同量纲对知识获取结果的影响。

$$x''_{ij} = \frac{x'_{ij}}{\sum\limits_{i=1}^{m} x'_{ij}}, \forall i, j \tag{4.1}$$

其中，

$$x'_{ij} = \frac{x_{ij}}{\sum\limits_{i=1}^{m} x_{ij}^2} \tag{4.2}$$

这种方法不仅适用于为确定属性指标时的情况，为模糊属性指标时也同样适用。同时，该方法不改变初始属性指标的正负符号。数据标准化算法流程如图 4.2 所示。

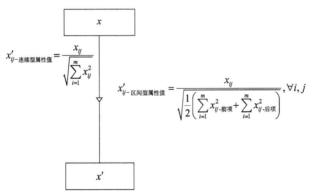

图 4.2　诊疗决策案例数据标准化的算法流程

4.3.3　面向模糊多属性诊疗决策的案例检索方法

本节将进行案例特征属性分析，描述案例检索方法的框架和主要算法过程。接下来将分别分析本章研究中的乳腺肿瘤案例特征属性和对应的算法框架与算法内容。

1. 诊疗决策案例特征分析

案例之间的相似性一般通过相似度进行衡量，求解各个属性的局部相似度然后进行集结是解决案例相似性度量问题较流行的一种思路。案例属性的差异对局部相似度的计算具有重要影响，属性类别不同，局部相似度计算的算法也可能不同。对案例属性进行分析和分类，将有助于局部相似度的计算。

在诊疗决策案例中，特征属性值包括实数、逻辑值、符号型数、区间模糊数、空间方位数等数值类型。此外，有的诊疗决策案例中还含有缺失值和有待获取的数值（pending）。通常诊疗决策案例含有较多的属性，案例数据中往往包含模糊数值。

2. FHRA-M 算法框架

根据 CBR 的思想，当新的病人来就诊的时候，医生从 CBR 系统中检索历史最相似病例。采用基于相似度的算法计算案例库中每一个历史案例与目标案例之间的相似值，并将最大值对应的历史案例记录返回作为新问题的解。在各种相似度算法中，最常用的是基于欧氏距离的 KNN 法。KNN 法用于计算连续型数值变量和二值逻辑值较为有效，但难以有效用于其他类型数值的计算。此外，针对不同的特定领域研究问题，也出现了许多其他的相似度衡量方法，如Núñez 等、Oliveira 等、de Baets 和 de Meyer、Park 和 Han 分别提出了基于 L'Eixample[①]距离的相似度衡量方法[6]、谱聚类算法（spectral clustering algorithms）[7]、transitivity-preserving fuzzification schemes[8]、the analytic hierarchy process（AHP）-weighted KNN 算法[9]。在医院诊疗决策案例中，存在着有大小区别的区间模糊属性。

但目前尚未发现适用于含有大小差异的区间模糊属性值的案例检索方法。根据某些诊疗决策案例的特点并结合乳腺肿瘤临床诊断实际情况，对传统基于欧氏距离 KNN 进行部分修改，以适应空间方位变量的检索计算，形成了面向空间模糊数计算的改进最近邻法（improved KNN for computing space fuzzy value，IKNN-CSFV）。有些诊疗决策案例特征属性值为区间模糊数，而且这些区间模糊数大小有差异。针对这种情况，将模糊集概念融入进来，将 CBR 问题转化成模糊多属性决策问题，形成可以处理大小有差异的区间模糊属性值计算问题的案例检索算法（fuzzy closeness algorithm based on preference by similarity to ideal solution，FCA-PSIS）。整合欧氏距离 KNN、IKNN-CSFV、FCA-PSIS，可以获

---

① L' Eixample：一种算法的名称，全称为 L' Eixample distance 算法。

得适用于诊疗决策案例特征的 FHRA-M。FHRA-M 算法框架如图 4.3 所示。

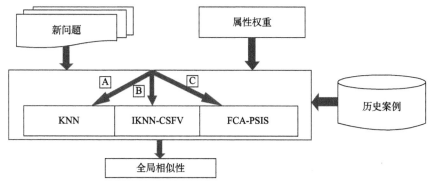

图 4.3　FHRA-M 算法框架

3. FHRA-M 算法及其知识集结过程

FHRA-M 算法通过先计算局部相似度，然后再集结成全局相似度的方法进行问题求解。其中，局部相似度的计算主要采用传统欧氏距离算法（KNN）、FCA-PSIS 算法和 IKNN-CSFV 算法。

1）传统欧氏距离算法

定义 4.1　假设案例是它的特征值，是其权重。X 是 n 维特征空间上的一点，对于 D 上的 X、K，则 X、K 在 D 上的距离为

$$\text{Dist}(X,K) = \left(\sum W_i \times D\left(X_i, K_i\right)^r \right)^{1/r} \tag{4.3}$$

其中，

$$D\left(X_i, K_i\right) = \begin{cases} \left|X_i - K_i\right| & \text{如果} D_i \text{是连续的} \\ 0 & \text{如果} D_i \text{是离散的,且} X_i = K_i \\ 1 & \text{如果} D_i \text{是离散的,且} X_i \neq K_i \end{cases} \tag{4.4}$$

在式（4.3）中，当 $r=2$ 时，即 Dist（X，K）为欧氏距离。

定义 4.2　相似度是指两个案例的相似程度。设案例 X、K 的相似度用 $\text{Sim}(X,K)$ 表示，

$$\text{Sim}(X,K) \in [0,1]$$

且满足条件：

（1）对称性，$\text{Sim}(K,X) = \text{Sim}(X,K)$；

（2）自反性，$\text{Sim} = (X,X) = 1$；

（3）传递性，$\text{Sim}(X,Z) \geq \vee_y \text{Sim}(X,K) \wedge \text{Sim}(K,Z)$。

欧氏距离的相似度定义如式（4.5）所示，其中 $D\left(X_i, Y_i\right)$ 的计算见式（4.4）。

$$\text{Sim}(X,K) = \text{Dist}(X,K) = \sqrt{\sum_{j=1}^{n} W_i D^2\left(X_{ij}, K_j\right)} \tag{4.5}$$

其中，X_{ij} 代表第 i 个案例的第 j 个属性的值；W_i 表示第 i 个属性的权重；n 为属性总数；K_j 为目标案例 K 的第 j 个属性的值；$\text{Sim}(X, K)$ 为目标案例 K 与源案例库中第 i 个案例之间的欧氏距离，$\text{Sim}(X, K)$ 越小说明它们之间越相似。

2）区间模糊数的计算：FCA-PSIS 算法

区间模糊数的计算采用 FCA-PSIS 算法。有些诊疗决策案例中含有区间模糊数，并且有大小区别或程度差异。对于这种属性相似度的计算，借鉴模糊多属性决策的思想，通过基于逼近理想点的模糊贴近度算法对该类属性局部相似度进行计算。该方法是在传统 TOPSIS 方法的基础上形成的，多用于多准则决策之中。传统 TOPSIS 方法只用于确定型多属性问题，其使用前提是各个案例的各个属性值和权重值均为确定值[10]，并不适合模糊属性问题。在模糊环境下，通过对传统 TOPSIS 方法改造而形成的 FCA-PSIS 方法，既适合确定数之间的计算，也适合模糊数之间的计算，从而满足包含区间模糊数 CBR 问题的要求。FCA-PSIS 算法流程描述如下：

步骤 1：确定决策者（如医生）的正负理想方案（ideal solution：ID_j^+，ID_j^-），构造模糊矩阵并进行规范化；

步骤 2：对模糊矩阵进行加权计算；

步骤 3：对正负理想方案各属性指标值加权；

步骤 4：分别计算各方案与正负理想点（positive and negative ideal point）和目标案例的距离，ID_j^+ 表示各方案到正理想点（positive ideal point，PIP）的距离；ID_j^- 表示各方案到负理想点（negative ideal point，NIP）的距离；ID_T 表示各方案与目标案例的距离。

$$\text{ID}_j^+ = \sum_{i=1}^{n} d\left(x_j^+, x_{ij}\right), j = 1, 2, \cdots, l \tag{4.6}$$

$$\text{ID}_j^- = \sum_{i=1}^{n} d\left(x_j^-, x_{ij}\right), j = 1, 2, \cdots, l \tag{4.7}$$

$$\text{ID}_T = \sum_{i=1}^{n} d\left(x_r, x_{ij}\right), j = 1, 2, \cdots, l \tag{4.8}$$

其中，x_j^+ 是正理想点值；x_j^- 是负理想点值；$d(\ ,\ )$ 是两个模糊数之间的距离。

定义 4.3[11, 12] 假设 $\overline{P}(x_1, x_2)$，$\overline{Q}(y_1, y_2)$ 是两个区间模糊数，则这两个模糊数之间的距离可以用顶点法（vertex method）计算如下：

$$d\left(\overline{P}, \overline{Q}\right) = \sqrt{\sum_{i=1}^{2} \left(x_i - y_i\right)^2 / 2} \tag{4.9}$$

定义 4.4　假设 $\overline{P}(x_1,x_2)$，$\overline{Q}(y_1,y_2)$ 是两个区间模糊数，$\overline{P}(x_1,x_2)$ 和 $\overline{Q}(y_1,y_2)$ 空间距离最近的充分必要条件是当且仅当 $d(\overline{P},\overline{Q}) \leqslant d(\overline{P},M)$，其中，$M$ 为同一论域中不同于 $\overline{Q}(y_1,y_2)$ 的任意一点。

步骤 5：计算近度系数（closeness coefficient，CC）。一旦 ID_j^+ 和 ID_j^- 确定下来，即可定义近度系数 CC 用来确定各个方案（案例）之间的顺序。但是本书研究的目的并不是在备选方案中选择一个最佳的方案，而是需找与目标案例最相似的案例（方案）。所以，需要计算的不是各个方案与正理想点之间的贴近度，而是与目标方案之间的贴近度。计算公式如下：

$$\text{Sim}(X,K) = CC = \frac{ID_j^-}{ID_j^- + ID_T} \tag{4.10}$$

或

$$\text{Sim}(X,K) = CC = \left(\frac{ID_j^-}{ID_j^- + ID_T} + \frac{ID_j^+}{ID_j^+ + ID_T} \right) \Big/ 2 \tag{4.11}$$

其中，CC 值越高表示两个案例越相近。

3）空间方位模糊数的计算

采用 IKNN-CSFV 算法计算含空间方位模糊数变量的局部相似度。如某诊疗决策案例数据中的肿块象限（breast-quad）属性值可以为 left-up、left-low、right-up、right-low 和 central，为典型的模糊符号型数据，其值没有大小的区别，但各方位之间距离有差异，贴近度也不尽相同，通过基于欧氏距离的 KNN 方法计算是不合理的。根据空间方位模糊数计算的特点对 KNN 进行了适当的改进。

定义 4.5　存在如图 4.4 所示的某一个空间 S，A、B、C、D、$E \in S$，且满足 A、B、D、E 四个点构成正方形 $ABDE$，另有一点 C 位于 $ABDE$ 的中心。

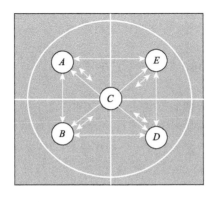

图 4.4　空间方位属性值示意

在图 4.4 中，A 点代表 left-up；B 点代表 left-low；C 点代表 central；D 点代表 right-low；E 点代表 right-up。计算两个案例在该空间上的距离，如果对应属性值相同（如都是 left-up），则认为距离为 0，这是合理的（AA=0）。但是，如果两个值不相等，就认为距离都一样（如都是 d），则是不太合理的，例如，一个值是 left-up，另一个值是 central，dist=d；一个值是 left-up，另一个值是 right-low，dist=d，仍有 dist=d，即在空间 S 上，AC=AD=d，这并不符合人们直觉上的看法，也不符合临床实际。为此，通过对欧氏距离法进行修改，使其满足空间方位属性之间距离的计算。

定义 4.6 如图 4.4 所示，定义 AD 之间的距离为 S 空间局部最远距离，其值为 d。则根据等边直角三角形定理，可计算得 $AB = BD = \frac{\sqrt{2}}{2}d = 0.707d$。显然，

$$BE = 1, \quad DE = AE = \frac{\sqrt{2}}{2}d = 0.707d, \quad AC = BC = DC = EC = \frac{1}{2}d = 0.5d \ 。$$

定义 4.7 假设案例有模糊空间型属性 $A_1 \sim A_n$，其中某一个属性 A_j 对应着特征向量 $\boldsymbol{X}$，$\boldsymbol{X} = \{x_{1j}, x_{2j}, \cdots, x_{nj}\}$；$x_{ij}(1 \leqslant i \leqslant n)$ 是它的特征值；w_j 是其权重；K 是 n 维特征空间 $S = (D_1, D_2, \cdots, D_n)$ 上的另一点，$\boldsymbol{X}$、$K \in S$，$K = \{k_{1j}, k_{2j}, \cdots, k_{nj}\}$，$k_{ij}(1 \leqslant i \leqslant n)$，则对于 S 上的 $\boldsymbol{X}$、K，则 $\boldsymbol{X}$、K 在 S 上的距离为 $\text{Dist}(\boldsymbol{X}, K) = \left(\sum W_i \times D(\boldsymbol{X}_i, K_i)^r\right)^{1/r}$。

其中，

$$D(X_i, K_i) = \begin{cases} d & \text{如果} X、K \text{为对角线上的两点} \\ 0.707d & X、K \text{为正方形上相邻的两点} \\ 0.5d & X、K \text{中有且仅一个是中心点} \\ 0 & X、K \text{为正方形上的同一顶点} \end{cases} \tag{4.12}$$

令 $d=1$，X、Y 在[0，1]区间上的相似距离为

$$\text{SimDist}(X, K) = \left(\sum W_i \times \left(\frac{D(X_i, K_i)}{d}\right)^r\right)^{1/r} \tag{4.13}$$

定义 4.8 S 空间局部相似度是指两个案例在该空间上对应属性的局部相似程度。设案例 X_i、K 的相似度用 $\text{Sim}(X_i, K)$ 表示，$\text{Sim}(X_i, K) \in [0,1]$ 且满足条件：

（1）对称性，$\text{Sim}(K, X) = \text{Sim}(X, K)$；

（2）自反性，$\text{Sim} = (X, X) = 1$；

（3）传递性，$\text{Sim}(X, Z) \geqslant \underset{y}{\vee} \text{Sim}(X, K) \wedge \text{Sim}(K, Z)$。

定义 4.9　两个医院诊疗决策案例在 S 空间上的局部相似度为 1.18，其中 $D(X_i, K)$ 的计算见式（4.14）。

$$\text{Sim}(X_i, K) = 1 - \text{SimDist}(X_i, K) = 1 - \sqrt{\sum_{j=1}^{n} W_i \left(\frac{D(X_{ij}, K_j)}{d} \right)^2} \qquad （4.14）$$

4）全局相似度的计算

本章研究采用定权最近邻匹配函数来确定全局相似度。在本章研究中，全局相似度由数值型相似度集 N、二值逻辑型相似度集和二值符号相似度集 B、空间方位型符号属性相似度集 P 和连续型模糊区间相似度集 FI 构成。乳腺肿瘤决策案例间的全局相似度为

$$S = N \oplus B \oplus P \oplus FI$$

即

$$\begin{aligned}
\text{Sim}_G(X, K) &= \sum_{i=1}^{n} w_i \text{Sim}(x_i, k_i) \\
&= \sum w_N \text{Sim}_N(x_i, k_i) + \sum w_B \text{Sim}_B(x_i, k_i) \qquad （4.15） \\
&+ \sum w_P \text{Sim}_P(x_i, k_i) + \sum w_{FI} \text{Sim}_{FI}(x_i, k_i)
\end{aligned}$$

其中，w_i 表示各个属性的权重；$\text{Sim}(x_i, k_i)$ 表示相同属性值之间的相似性，X 表示历史案例集，K 表示目标案例集，n 表示案例的需求项总数（自变量总数）。$\sum w_N \text{Sim}_N(x_i, k_i)$ 表示数值型属性的局部相似度；$\sum w_B \text{Sim}_B(x_i, k_i)$ 表示二值型逻辑属性和二值型符号属性的局部相似度；$\sum w_P \text{Sim}_P(x_i, k_i)$ 表示空间型属性的局部相似度；$\sum w_{FI} \text{Sim}_{FI}(x_i, k_i)$ 表示模糊型属性的局部相似度。

4.4　数据分析与结果

4.4.1　实验数据描述

华东某医院的一个乳腺肿瘤数据集包括癌症类型（cancer-type）、皮肤巩膜有无黄染（xanthochromia）、肿块大小（tumor-size）、受侵淋巴结数（invaded-nodes）、恶性肿瘤程度（degree-malignant）、肿块所在象限（breast-quadrant）、浸润性增长特征（growth-feature）、年龄（age）、是否绝经（menopause-status）、是否放疗（irradiation）等 10 个特征属性。另有个结果属性（class），其值为"复发"或"未复发"。通过以上 10 个特征属性，可以进

行癌症是否会复发的预测。该数据集包含 128 条未复发病例，103 条复发病例，两种数据基本均衡。各个特征属性值的取值范围说明如下：

- 癌症类型（cancer-type）：侵袭性小叶癌（invasive labular carcinoma，ILC）、导管原位癌（ductal carcinoma in situ，DCIS）、浸润性导管癌（invasive ductal carcinoma，IDC）、小叶原位癌（lobular carcinoma in situ，LCIS）
- 皮肤巩膜有无黄染（xanthochromia）：Yes、No
- 肿块大小（tumor-size）：0~60 厘米的区间模糊数，如下所示：

肿块直径为 3~6 厘米

肿块直径为 1.8~2 厘米

肿块最大直径不小于 2.3 厘米

肿块最大直径不大于 6.5 厘米

- 受侵淋巴结数（invaded-nodes）：0~30 个的自然数获区间数，如下所示：

受侵淋巴结数为 2 个

受侵淋巴结数为 3~4 个

受侵淋巴结数不少于 2 个

受侵淋巴结数最多 8 个

- 恶性肿瘤程度（degree-malignant）：high、middle、low
- 肿块所在象限（breast-quadrant）：left-up、left-low、 right-up、right-low、central
- 浸润性增长特征（growth-feature）：strong、middle、weak
- 年龄（age）：20~100 岁的自然数，如 24 岁、51 岁等
- 是否绝经（menopause-status）：Yes、No
- 是否放疗（irradiation）：Yes、No

在诊疗决策过程中，通过相似度计算找到最相似案例 S_{max}，将 S_{max} 的 Class 属性值作为预测值。实验分为两个部分，第一步是验证算法的有效性，第二步验证算法性能。实验中，将测试案例的 Class 属性值与最相似案例 S_{max} 中对应的 Class 属性值进行比较，如果一致则说明 CBR 正确，否则为错误。

4.4.2 理想点设置

因为该数据中含有模糊区间属性肿块大小（tumor-size）和受侵淋巴结数（invaded-nodes），为便于使用 FCA-PSIS 算法，需提前设置正负理想点。根据实验数据的实际情况，设置如下：

a）肿块大小（tumor-size）

正理想点：60 厘米

负理想点：0 厘米

b）受侵淋巴结数（invaded-nodes）

正理想点：30 个

负理想点：0 个

对于肿块最大直径不小于 2.3 厘米（2.3）、不大于 6.5 厘米（6.5）以及受侵淋巴结数不少于 2 个（2）、最多 8 个（8）这样的无限区间，可以通过转化为有限闭合区间后进行计算，具体就是补全上限或下限。上限和下限的补全有两种处理方式。一种是补全该属性取值的最大值或最小值，这也是许多文献中采用的做法。例如：肿块最大直径不小于 2.3 厘米（2.3）转化为 2.3~60 厘米，其中 60 厘米为该属性取值中的最大值；不大于 6.5 厘米（6.5）转化为 0~6.5 厘米，其中 0 为该属性取值中的最小值。另一种方法是根据专家的经验适度上浮或减少某个幅度。例如：肿块最大直径不小于 2.3 厘米（2.3）转化为 2.3~（2.3+）厘米，不大于 6.5 厘米（6.5）转化为（6.5-）~6.5 厘米。是由医生设定的调节幅度的经验值，一般比较小。

4.4.3　属性权重获取

权重的计算采用信息熵权重获取，不考虑主观偏好。实验工具为 IELab、CBRSYS 和 Matlab，其中 IELab 和 CBRSYS 为自开发程序；IELab 用于信息熵法获取权重；CBRSYS 基于 CBR 技术，用于案例检索。将数据集载入 IELab，获得的权重如表 4.1 所示。

表 4.1　用 IELab 获取的权重值

ID	属性	权重
1	癌症类型	0.294 118
2	皮肤巩膜有无黄染	0.031 513
3	肿块大小	0.021 008
4	肿块所在象限	0.042 017
5	生长特征	0.136 555
6	恶性肿瘤程度	0.220 588
7	受侵淋巴结数	0.094 538
8	年龄	0.021 008
9	是否绝经	0.012 605
10	是否放疗	0.126 050

权重获取后即可进行案例的检索。CBRSYS 所需的数据存放在记事本中。数据格式如下：

- txt 文件第一行用于设置权重；
- 案例属性可设置，分为连续型、符号型和区间型三种，位于 txt 文件第二行；
- 正理想点人工设置，位于 txt 文件第三行；
- 负理想点人工设置，位于 txt 文件第四行；
- KNN 中的 K 可以选择，K 可以取 1、3、5、7 等。如果等于 3、5、7 等奇数，结果判定采用简单多数原则。

采用十折交叉验证（10-fold cross-validation）进行实验，取均值作为实验结果。

4.4.4　方法性能的评价指标

分类问题是诊疗决策中的常见问题，对于二分类总体，如对照与病例（有病与无病、正常与异常等）。诊断试验结果分别写成阴性与阳性，其资料可以列成表 4.2 的四格表形式，据此可以计算出精度、灵敏度、特异性等指标，这几个指标均可不同程度地反映诊断的准确性[13]。

表 4.2　可用于医疗健康诊疗决策结果评价的四格表

		"金标准"		
		阳性	阴性	
测试结果	阳性	真阳性	假阳性（第一类错误）	→positive predictive value=$\dfrac{\sum \text{true positive}}{\sum \text{test outcome positive}}$
	阴性	假阴性（第二类错误）	真阴性	→negative predictive value=$\dfrac{\sum \text{true negative}}{\sum \text{test outcome negative}}$
		↓敏感性 $=\dfrac{\sum \text{true positive}}{\sum \text{condition positive}}$	↓特异性 $=\dfrac{\sum \text{true negative}}{\sum \text{condition negative}}$	

通常，诊疗决策效果评估中可以采用准确性、精度、敏感性、特异性、召回率、虚警概率、漏警概率等作为统计量。这些统计量常用于诊疗决策中分类算法性能的评价。

准确性是病例正确诊断为阳性与对照正确诊断为阴性的例数和占总例数的百分比。首先，它在很大程度上依赖患病率，如患病率为 5%，完全无价值地诊断所有样本为阴性也可有 95%的正确百分率。其次，它没有揭示假阴性和假阳性错误诊断的频率相同的正确百分率可能有十分不同的假阴性和假阳性。最后，它受诊断阈值的限制。更好的方法是计算灵敏度和特异度，它们的值越高，诊断性能越好。灵敏度是病例被正确诊断为阳性的比例，也叫真阳性率（true positive fraction/rate，TPF）。特异度是对照被正确诊断为阴性的比例，也叫真阴性率（true negative fraction，TNF）。1-特异度为假阳性率（false positive fraction/rate，FPF）。应用这对指标最明显的问题如下：当比较两个诊断系统时，可能出现一个诊断系统的灵敏度高而另一个诊断系统的特异度高，无法判断哪一个诊断系统更好。此时可将灵敏度和特异度结合，形成 F 值（F-measure）统计指标。

F 值的计算公式是基于召回率和精度的一个综合性统计指标[14]。判断一个分类算法对所用样本的分类能力或者在不同的应用场合时，需要有不同的指标。因此在统计分析中，用漏警概率和虚警概率两种指标来衡量分类器错误判断的后果。统计分析中，希望漏警概率和虚警概率两个指标的错误概率尽量小。

4.4.5　实验结果

第一个测试是验证 FHRA-M 算法的有效性。从两类数据中各抽出 10%，共 22 条数据作为测试数据（即 12 条未复发、10 条复发数据），剩余数据作为案例库历史数据。TN 表示参与测试的案例数，TRN 代表准确检得数。测试的结果如表 4.3 和图 4.5 所示。可见，随着案例数目的增加，该算法获取知识的能力增强，准确率不断增加。准确率与案例库的数目之间呈单调稳步递增的趋势。但并不是每一次案例库数目的增加都必然带来准确率的提高。本节实验中，案例数在测试 6（从 121 增加到 143）和测试 9（从 187 增加到 209）上，正确检出的案例数并未随着案例数目的增加而增加，而是保持了不变，相应地准确率也无变化。在检索耗时上，该算法总体而言效率较高，随着案例数目的增加，检索时间也相应增加，但增加幅度尚可接受。在中小样本下，该算法的检索效率可以满足要求。

表 4.3　FHRA-M 算法有效性实验结果

测试序号	样本数	测试数/准确检得数	准确度	耗时/秒
1	33	22/10	45.45%	0.000 91
2	55	22/12	54.54%	0.001 33
3	77	22/13	59.09%	0.001 57
4	99	22/15	68.18%	0.001 62

续表

测试序号	样本数	测试数/准确检得数	准确度	耗时/秒
5	121	22/18	81.81%	0.001 70
6	143	22/18	81.81%	0.001 71
7	165	22/20	90.90%	0.001 77
8	187	22/21	95.45%	0.001 85
9	209	22/21	95.45%	0.001 93

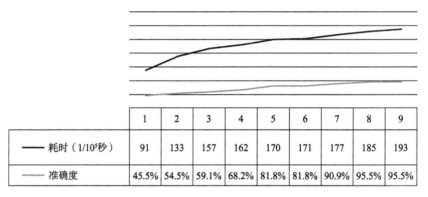

	1	2	3	4	5	6	7	8	9
—— 耗时（$1/10^5$秒）	91	133	157	162	170	171	177	185	193
—— 准确度	45.5%	54.5%	59.1%	68.2%	81.8%	81.8%	90.9%	95.5%	95.5%

图 4.5　FHRA-M 算法有效性实验结果趋势

第二个测试是 FHRA-M 算法的检索性能检验。具体通过三个实验进行对比分析。主要步骤如下：

步骤 1：用 Matlab 将数据中复发和未复发癌症数据分别随机地分为 10 份，每份复发数据任意与另一份未复发数据组合，共组成 10 组数据；

步骤 2：将 IELab 获得的信息熵权重（表4.1）填入存有源数据的 txt 文件中，设置好数据类型和正负理想点；

步骤 3：将步骤 1 获得的 10 组数据选出 1 组作为测试数据，其他 9 组作为源数据，进行案例匹配，求得准确率、特异性和敏感性，直至所有组的数据都做了一次测试集为止，即 10 次测试。将 10 次测试的平均值作为 FHRA-M 算法进行案例检索的最终准确率、特异性和敏感性；

步骤 4：适当处理后，使用数据挖掘工具 Weka，选用决策树、支持向量机（support vector machine，SVM）、人工神经网络等方法进行测试，求得各自的准确性。

FHRA-M 与 KNN 的比较。本章实验的目的是通过十折交叉验证 FHRA-M 进行算法性能的验证。使用的统计量有准确率、特异值、敏感度、精度、召回率和 F 值，所有求得的结果都是 10 次测试的均值。实验结果如表 4.4 所示。

表 4.4 FHRA-M 算法性能实验结果

准确率	敏感度	特异值	精度	召回率	F 值
90.09%	96%	0.925 0	91.94%	96%	0.939 2

可见，FHRA-M 算法具有较高的敏感度（96%），总体综合知识发现能力较强，F 值达到 0.939 2。召回率（96%）也反映了被正确判定的正例占总的正例的比重也较高，可以推断漏警的概率较低，复发病例被错判的较少。精度达到 91.94%，可以推断有虚警现象，说明有少部分未复发病例被误判成了复发病例。

为了衡量 FHRA-M 算法的性能，对该数据进行了处理，使其符合 KNN 法的要求。主要采取的措施包括：①将区间模糊数转为单个实数，如[a, b]转化为（a+b）/2；②将空间方位数作为符号型数值对待，即两个案例对应的空间方位数完全一致，则局部相似度为 1，否则为 0。实验结果如表 4.5 所示。

表 4.5 KNN 算法性能实验结果

准确率	敏感度	特异值	精度	召回率	F 值
84.09%	89%	0.800 0	79.83%	89%	0.841 6

相对于 FHRA-M 算法的实验结果，KNN 算法获得的准确率、敏感度、特异值、精度、召回率和 F 值均明显降低。准确率降了接近 10 个百分点，只有 84.09%；综合分类能力也较差，F 值只有 0.841 6。虽然，召回率较精度要高 9 个百分点，但没有超过 90%，说明为数不少的复发病例被误判成了未复发病例，反之更甚。虽然 KNN 算法可以在数据进行适当处理后进行检索，但鉴于其如此低的准确率、召回率和 F 值，在实际诊疗决策中价值不大。

FHRA-M 与径向基网络（radial basis function network，RBF network）的比较。人工神经网络也是近年来诊断决策领域中颇受欢迎的一种方法。选择了 RBF network 进行对比研究。不计输入层，它共有两层，与多层感知器的不同之处在于隐蔽单元执行计算。每个隐蔽单元在本质上代表输入空间某个特定的点，而对于一个给定实例，隐蔽单元的输出或激活（Activation）是由它的点和这个实例，即另外一个点之间的距离决定的。隐蔽单元成为径向基函数。这样一种网络要学习的参数包括：①径向基函数的中心和宽度；②用于形成隐蔽层输出的线性组合的权。

在 Weka3.6.5 上进行了数据分析，结果如表 4.6 所示。

表 4.6 RBF network 算法性能实验结果

准确率	敏感度	特异值	精度	召回率	F 值
89.09%	93%	0.866 7	77.73%	93%	0.846 8

可见，RBF network 算法的准确度与 FHRA-M 算法相差不大（仅相差 1 个百分点）。但 F 值却大幅度落后了近 10 个百分点（差 9.24%），说明 RBF network 算法的综合知识发现能力在本次实验中表现的较弱，特异值较低，不到 0.9。尤其是精度只有 77.73%，说明有虚警现象，数量不小的未复发案例被误判为复发案例。可以得出，在模糊多属性案例的知识获取上，FHRA-M 算法具有更强的综合分类能力，可以为辅助诊断决策提供更有利的知识支持。出现这种情况的原因可能包括：RBF network 算法把一切问题的特征都变为数字，把一切推理都变为数值计算，造成了信息丢失从而影响了结果的准确性。同时，RBF network 算法没能力来解释自己的推理过程和推理依据、样本量较小时人工神经网络无法进行工作等也在一定程度上限制了这种方法在临床诊断决策中的应用。

FHRA-M 算法与 J48 的比较。J48 是 C4.5 决策树算法，也是一种常见的分类决策方法。C4.5 算法可以看作 ID3 算法的一种改进算法。它继承了 ID3 算法的优点，主要改进的地方包括：①用信息增益率来选择属性，克服了用信息增益选择属性时偏向选择取值多时的属性的不足；②能够在决策树构造中进行剪枝；③能够完成对连续属性的离散化处理；④能够对不完整数据进行处理。总的来说，C4.5 算法产生的规则易于理解，准确性较高，不足之处是算法效率不高。因为在构造决策树的过程中，需对数据进行多次的顺序扫描和排序。Weka3.6.5 集成了C4.5 算法，即决策树中的 J48。用 Weka3.6.5 中的 J48 对数据进行了分析。J48 默认参数的效果不是很好，对参数进行适当修改，使其达到最好的正确率和 F 值。经计算，最后得到了相关的结果，如表 4.7 所示。显然，相比 FHRA-M 算法，J48算法的准确率低了 2 个百分点，F 值低了近 7 个百分点（差 6.93%），敏感度（91%）、特异值（0.850 0）、精度（83.32%）、召回率（91%）等各个统计指标也都全面落后于 FHRA-M 算法的实验结果。

表 4.7　J48 算法性能实验结果

准确率	敏感度	特异值	精度	召回率	F 值
88.18%	91%	0.850 0	83.32%	91%	0.869 9

由表 4.7 可以得出，在模糊多属性案例的知识获取上，J48 算法的性能劣于FHRA-M 算法。出现这种情况的原因可能是数据集属性较多，而 J48 算法容易出现过拟合现象，这种现象的出现使得算法在训练集上面表现出良好的效果，但在测试集上面效果下降。为避免此情况，可以采取降维和减少 J48 的减枝数目的方法进行进一步的分析。

4.5　本章小结

　　针对医院诊断决策案例中同时含区间模糊数、空间方位数、连续性数值等的情境，探索了基于 CBR 的模糊多属性决策方法，提出了一种适应模糊多属性知识获取需求的混合案例检索算法，构建了面向模糊多属性医院诊疗预测的 CBR 方法框架，研究不同类型案例知识的表达，重点解决含符号属性、逻辑值属性、二维空间方位属性、程度上有差异（有大小差异）的区间模糊属性等复杂属性案例的检索问题。根据模糊诊疗决策案例的特点并结合医院的实际情况，对传统基于欧氏距离 KNN 进行了部分修改，以适应空间方位变量的检索计算，形成了 IKNN-CSFV。针对有些医院诊疗决策案例中存在的有大小差异区间模糊数的特征属性，将模糊集的概念融入进来，将 CBR 问题转化成模糊多属性决策问题，形成 FCA-PSIS。整合欧氏距离 KNN、IKNN-CSFV、FCA-PSIS，可以获得适用于医院诊疗决策案例特征的 FHRA-M。基于 columbia saint Mary's cancer dataset 的实验验证了该方法的有效性；进一步地，与 KNN、RBF network、J48 等其他几种方法的对比实验表明该方法具有更高的性能。

参　考　文　献

[1] Herrera F，Martinez L. An approach for combining numerical and linguistic information based on the 2-tuple fuzzy linguistic representation model in decision making. International Journal of Uncertainty，Fuzziness and Knowledge-Based Systems，2000，8（5）：539-562.

[2] Li D F，Yang J B. Fuzzy linear programming technique for multi-attribute group decision making in fuzzy environments. Information Sciences，2004，158：263-275.

[3] Xu Z S. Uncertain linguistic aggregation operators based approach to multiple attribute group decision making under uncertain linguistic environment. Information Sciences，2004，168（1~4）：171-184.

[4] Xu Z. Group decision making with triangular fuzzy linguistic variables. IDEAL 2007, LNCS, 2007, 4881：17-26.

[5] Liang X C, Chen S F. Multiple attribute decision making method based on trapezoid fuzzy linguistic variables. Journal of Southeast University（English Edition），2008，24（4）：478-481.

[6] Núñez H, Sànchez-Marrè M, Cortés U, et al. A comparative study on the use of similarity measures in case-based reasoning to improve the classification of environmental system situations. Environmental Modeling and Software, 2004, 19（9）: 809-819.

[7] Oliveira S, Ribeiro J F F, Seok S C. A comparative study of similarity measures for manufacturing cell formation. Journal of Manufacturing Systems, 2008, 27（1）: 19-25.

[8] de Baets B, de Meyer H. Transitivity-preserving fuzzification schemes for cardinality-based similarity measures. European Journal of Operational Research, 2005, 160（3）: 726-740.

[9] Park C S, Han I. A case-based reasoning with the feature weights derived by analytic hierarchy process for bankruptcy prediction. Expert Systems with Applications, 2002, 23（3）: 255-264.

[10] Feng K. Theory, Methods and Applications for Fuzzy Multiple Attribute Decision Making. Beijing: China Agricultural Science Press, 2008.

[11] Chen C T. Extensions of the TOPSIS for group decision-making under fuzzy environment. Fuzzy Sets and Systems, 2000, 114（1）: 1-9.

[12] Qi J, Hu J, Peng Y H. A case retrieval method combined with similarity measurement and multi-criteria decision making for concurrent design. Expert Systems with Applications, 2009, 36（7）: 10357-10366.

[13] Sommerlad A, Perera G, Singh-Manoux A, et al. Re: accuracy of general hospital dementia diagnoses in England: Sensitivity, specificity, and predictors of diagnostic accuracy 2008-2016. Alzheimer's & Dementia, 2019, 15（2）: 313-314.

[14] Alves M E, Cameiro D N, Alves J, et al. A nomivasive tool for postual assessment in young students at school, validation, sensibility, specificity and accuracy. Motvicidate, 2019, 15: 75-76.

第5章 基于灰色案例推理的医疗健康决策方法

在一些医疗健康决策案例数据中，存在一些只知道特征属性值大致范围的属性。这种只知道大概范围而不知其准确值的数称为灰数。可以把含有灰数的多属性决策问题称为灰色多属性决策问题。而在管理决策中这类问题大量存在。一些学者借鉴区间数的研究成果来解决灰数的一些问题。但是，关于区间数的运算法则与排序方法一直饱受争议，而且灰数和区间数的概念本身就存在着本质的差别。如乳腺肿瘤是恶性还是良性的预测中，肿块边界的清晰度和肿块的密度往往作为两个重要的特征属性。对于肿块边界的清晰度，由于医生经验的差异和肿块边界情况自身的复杂性，其取值可能是"清晰""较为清晰""较为模糊""模糊""毛刺状"等值，也可能是介于"较模糊和模糊之间""清晰和较为清晰之间"等灰色分类值。对于密度，取值可能是"密度高""中等""密度低""含脂肪"，也可能是"中等偏高""中等偏低"等灰序数。这种属性值中含灰数情形下的多属性诊疗决策可以看作是一类较为特殊的案例知识获取问题，即灰色案例检索。

本章研究将信息熵的概念引入CBR中，通过信息熵进行案例权重的获取，针对诊疗案例属性值含灰数情形下的多属性决策问题，研究了基于CBR的灰色案例决策技术，将优化后的灰色系统理论（grey system theory，GST）融入CBR形成灰色案例推理技术。本章研究通过实验将基于信息熵的权重确定方法与最常见的专家打分法（德尔菲法）、基于灰色系统理论的检索算法和常见的基于欧氏距离算法分别进行了比较研究。通过对上述两种权重确定方法和两种检索算法之间融合后进行乳腺肿瘤案例检索的性能比较。实验结果显示，在权重获取上，信息熵权重获取方法性能较好。信息熵权重获取方法与灰色系统理论结合作为案例检索方法效果较佳，在性能上总体上好于信息熵与欧氏距离算法的融合，更好于传统的德尔菲法与欧氏距离算法的融合。

5.1　灰色系统理论与诊疗决策

灰色系统理论是中国学者邓聚龙教授在1982年提出的。该理论主要针对系统模型不明确、信息不完备情况下进行的系统分析。在控制理论中常用颜色的深浅来形容信息的多少，用"黑"来表示信息缺乏；"白"表示信息完全；"灰"表示部分信息清楚，部分信息不清楚，即信息不完全[1~3]。凡是信息不完全确定的系统，都可称为灰色系统。灰色关联分析作为一种系统分析技术，是分析系统中各因素关联程度的方法，其基本思路是根据系统动态过程发展态势来判断其关联程度，通过对灰色系统动态过程发展态势的量化比较分析，把系统有关因素之间的各种关系展现在人们面前。灰色系统理论曾成功应用于信息安全、故障诊断、时间序列预测等领域[4~6]。

灰色系统理论的基本思想是根据序列曲线几何形状的相似程度来判断其联系是否紧密。曲线越接近，相应序列之间的关联度就越大，反之越小。因而在进行关联分析时，必须先确定参考数列，然后比较其他数列同参考数列的接近程度，从而做出判断。该理论能够对动态过程做发展趋势量化分析。本章研究以灰色关联理论和信息熵理论为基础，分析了临床诊疗决策中的定量分析问题，尝试为存在灰色信息情况下的临床医疗决策知识获取提供方法支持。

临床病例中，一个疾病诊断往往受多个因素的影响，除了症状、体征，还有各种检查获取的指标信息。由于病情自身差别较大，加之医生和病人对一些检查项目的选取不尽相同，导致病例中的不完整、不完全和缺失的信息点大量存在，这使得临床诊疗决策所依据的病例信息具有"灰色"的特征。在 CBR 框架内融入信息熵和灰色系统理论进行临床诊疗辅助决策，将有助于解决灰色案例信息的知识获取问题。

5.2　灰色案例推理

熵的概念是德国物理学家 R. Clausius 和 L. Boltgman 首次提出来的，后来美国数学家、控制论创始人 N. Wiener 和信息论奠基者 C. E. Shannon 提出了更广义的信息熵。信息熵定义为

$$H(x) = -C\sum_{i=1}^{n} p(x_i)\log p(x_i) \tag{5.1}$$

其中，x_i 为随机事件独立出现的可能状态；$p(x_i)$ 为某一状态出现的概率。因为熵与有序程度之间存在一定的关系，即熵越大，其有序程度越低，不确定性越大；反之，熵越小，其有序程度越高，不确定性越小。因此，可以采用熵根据各指标值的差异程度，确定指标体系的权重，以便进行多指标的综合评价。

信息熵方法确定权重是根据系统包含在数据中的客观信息。熵原本是热力学中的概念，是对系统状态不确定性的一种度量。在信息论中，信息是系统有序程度的一个度量，而熵则是系统无序程度的一个度量，二者绝对值相等，但符号相反。如果某个目标的信息熵越小，就表明其指标值的变异程度越大，提供的信息量越大，则其权重也应越大；反之，如果某目标的信息熵越大，表明其指标值的变异程度越小，则其权重也应越小。所以可根据各个指标值的变异程度，利用计算熵值来确定各目标的权重。

将信息熵和灰色理论融合起来可以形成一种定量分析方法，其优势在于：

（1）允许从包含灰色信息的数据中获取高质量的信息支持。灰色信息具有原始性、不稳定性、隐蔽性、离散性、形式灵活多样等特点。和白色信息相比，灰色信息一般具有较大价值，但获取起来较为困难、成本也较高。因此，该方法有助于减少对一些灰色信息收集硬性要求的依赖，降低成本。

（2）采用信息熵的方法来确定权重，比通常采用的专家评分法更为客观，避免了人为主观判断的影响。值得注意的是，这种情况下的权重不依赖于作为因变量的判别属性，也不取决于属性本身的重要性。

（3）通过分析各属性与判别结果之间的关联程度，可以有效地指导临床过程中特征属性值的收集。同时，该方法简单易操作，对数据完整性要求低，利于被用户接受。

5.3 基于优化型灰色理论的案例检索方法

灰色理论的探索一直吸引着研究人员的兴趣，相关的成果不断涌现，研究问题涉及理论本身的深入和拓展、应用研究以及与其他技术的融合。例如：Peide 和 Liu 等[7]将灰色关联方法应用于供应链的风险评估。Hsu 和 Huang 考虑软件开发中需求拉动和结果驱动下不完全信息和不确定关联的检索，将遗传算法和灰色关联分析（grey relational analysis，GRA）融合起来用以处理复杂关系的相似性度量[8]。融合遗传算法的灰色关联分析提供了比传统的 KNN、分类与回归树（classification and regression tree，CART）和人工神经网络更为精确的估计结果。这些研究为本章研究解决不完全、不明确等灰色信息下的决策知识获取奠定了重要基础。本章研究将信息熵和灰色理论进行融合,对灰色理论进行了优化,并集成到 CBR 框架中。

5.3.1 灰色案例推理算法

传统的 CBR 算法较少考虑多影响因子对属性权值的作用及属性间关联性。例如,基于距离的最近邻匹配检索方法就不能反映案例间及各属性间的联系,降低了检索精度[9]。将灰色系统理论集成到 CBR 当中,有利于克服传统案例检索算法的缺陷。灰色案例推理的基本推理过程如下[10]:

步骤 1:根据评价目的确定评价指标体系,收集评价数据;

设 n 个数据序列形成如下矩阵:

$$(X_1, X_2, \cdots, X_n) = \begin{pmatrix} x_{11} & \cdots & x_{1n} \\ \vdots & & \vdots \\ x_{m1} & \cdots & x_{mn} \end{pmatrix}$$

其中,n 为指标的个数;m 为案例库案例数。

步骤 2:确定参考数据列;

参考数据列应该是一个理想的比较标准,可以以各指标的最优值(或最劣值)构成参考数据列,也可根据评价目的选择其他参照值。记作 $X_0 = \big[x_0(1), x_0(2), \cdots, x_0(m) \big]$。

步骤 3:数据标准化;

为了避免不同量纲的影响,需要对行为矩阵采用向量归一法进行无量纲处理。数据标准化见式(4.1)和式(4.2)。

步骤 4:逐个计算每个被评价对象指标序列(比较序列)与参考序列对应元素 $x_i(k)$ 和 $x_0(k)$ 的绝对差值,即 $|x_0(k) - x_i(k)|$ ($k = 1, 2, \cdots, m; k = 1, 2, \cdots, n; n$ 为被评价对象的个数);

步骤 5:确定 $\min\limits_{i} \min\limits_{k} |x_0(k) - x_i(k)|$ 与 $\max\limits_{i} \max\limits_{k} |x_0(k) - x_i(k)|$;

步骤 6:计算关联系数;

由式(5.2)分别计算每个比较序列与参考序列对应元素的关联系数 $\zeta_i(k)$。其中,ρ 为分辨系数,在(0,1)内取值。若 ρ 越小,关联系数间差距越大,区分能力越强。ρ 是分辨系数,通常取 0.5。

$$\zeta_i(k) = \frac{\min\limits_{i} \min\limits_{k} |x_0(k) - x_i(k)| + \rho \cdot \max\limits_{i} \max\limits_{k} |x_0(k) x_i(k)|}{|x_0(k) - x_i(k)| + \rho \cdot \max\limits_{i} \max\limits_{k} |x_0(k) - x_i(k)|} \tag{5.2}$$

当用各指标的最优值(或最劣值),构成参考数据列计算关联系数时,也可用改进的更为简便的计算方法：

$$\zeta_i(k) = \frac{\min_i |x_0'(k) - x_i'(k)| + \rho \cdot \max_i |x_0'(k) x_i'(k)|}{|x_0'(k) - x_i'(k)| + \rho \cdot \max_i |x_0'(k) - x_i'(k)|} \tag{5.3}$$

改进后的方法不仅可以省略第三步，使计算简便，而且避免了无量纲化对指标作用的某些负面影响。

步骤 7：计算关联序；

对各评价对象（比较序列）分别计算其各指标与参考序列对应元素的关联系数的均值，以反映各评价对象与参考序列的关联关系，并称其为关联序，记为

$$r_{0i} = \frac{1}{m} \sum_k \zeta_i(k) \ (k = 1, 2, \cdots, m) \tag{5.4}$$

步骤 8：如果各指标在综合评价中所起的作用不同，可对关联系数求加权平均值，即

$$S_{\text{global}} = \frac{1}{m} \sum_k w_k \cdot \zeta_i(k) (k = 1, 2, \cdots, m) \tag{5.5}$$

其中，w_k 为各指标权重。

步骤 9：依据各观察对象的关联序，得出综合评价结果。

5.3.2　诊疗决策的灰色案例推理优化策略

在医院临床诊疗决策中，信息不完整、离散属性和点至点的距离计算是一类较为普遍存在的问题。5.3.1 中，用各特征属性的灰色关联度来表示特征属性的局部相似度，再将各局部相似度加权平均得到总体相似度。考虑到诊疗决策案例各个特征属性的重要程度不一样，在计算局部相似度时可以将权重纳入比较环境的计算中，得到改进的局部灰色关联算法，其表达式如下[11]：

$$\zeta_i'(k) = \frac{\min_i \min_k |x_0(k) - x_i(k)| + \rho \cdot \max_i \max_k (w_k |x_0(k) - x_i(k)|)}{(w_k |x_0(k) - x_i(k)|) + \rho \cdot \max_i \max_k (w_k |x_0(k) - x_i(k)|)} \tag{5.6}$$

待评估案例与历史案例在指标 k 上的局部灰色距离可定义为

$$\zeta_{\text{dist}(i)}(k) = \frac{1}{\zeta_i'(k)} - 1 \tag{5.7}$$

根据欧氏距离定义，案例间的全局灰色距离为

$$\zeta_{\text{dist}(\text{global})} = \sum_{k=1}^{m} \zeta_{\text{dist}(i)}^2(k) \tag{5.8}$$

从而，两个案例间的全局相似度为

$$S_{\text{global}} = \frac{1}{\zeta_{\text{dist(global)}} + 1} \tag{5.9}$$

5.3.4 将使用上述优化后的灰色案例推理方法进行具体临床诊疗决策问题的解决，同时验证其准确度和性能。

5.3.3　实验程序开发

几个必要的程序软件被开发出来以帮助实验的完成。第一个是一个信息熵获取权重软件——WIELab。WIELab 要求数据存储在一个 Excel 文件中，总列数及总行数需要在程序执行前设置。这个软件可以在数据加载运行后自动获得各个特征属性的权重。第二个为研究实验开发程序，是以案例库为基础的诊疗决策支持程序和原型系统。用 VC + +作为开发工具，实现了四种 CBR 方法：①德尔菲法与欧氏距离算法融合的 CBR 方法；②信息熵法与欧氏距离融合的 CBR 方法；③德尔菲法与灰色系统理论融合的CBR方法；④信息熵法与灰色系统理论融合的CBR方法。可以加载 "open history file" 和 "open new case file"，分别将历史数据和测试数据导入。在检索方式上，可以选择 K-NN based on Euclidean 或者 K-NN based on Grey Theory。K 数可以设置，通常为奇数，如 1、3、5、7、9、11、13，分析完成后，所有的测试案例，包括准确度、灵敏度和特异性，匹配结果将显示在输出区域。

5.3.4　实验结果

根据德尔菲法的指导方针和实施要求，邀请 10 个肿瘤学家对 UCI machine learning repository mammographic mass（加州大学欧文分校机器学习数据库）数据（UCI cancer data set）特征属性的权重进行评分。其中，10 个专家均是该领域的资深主任，且都来自三甲医院。经过三轮打分，获得了各个属性权重的最终得分。用非参数度量方法 Kendall 检验验证不同专家评分的一致性。Kendall's W（又称肯德尔一致性系数）是一种非参数统计，是弗里德曼测试统计的标准化形式，可用于评估评价者之间意见的一致性。W 与 Speaman 秩相关系数的均值是线性相关的。这里，Kendall's W 为 0.625 0，表明专家的意见基本一致。因此，通过德尔菲法获得的权重值 W=（0.226 5、0.179 6、0.200 5、0.223 9、0.169 2）可以用于后续实验。

基于 UCI Mammography 数据，完成了几种不同的情况下案例检索方法的对比实验。实验中通过十折正交验证获取算法的准确度、敏感度和特异性。十折正交验证是常用的精度测试方法，它将数据集分成 10 份，轮流将其中 9 份做训练集，1 份做测试集。10 次结果的均值作为对算法精度的估计。实验结果见图 5.1 和图 5.2。K 值表示在测试中有多少个最相似的案例被选择；Delphi+Euclidean 表示德尔菲法和基于欧氏距离传统 KNN 的融合算法；Infor Entropy+Euclidean 表示信息熵和基于欧氏距离传统 KNN 的融合算法；Delphi+ Grey Theory 表示德尔菲法和灰色理论方法的融合算法；Infor Entropy+Gery Theory 表示信息熵和灰色系统理论的融合算法[12]。

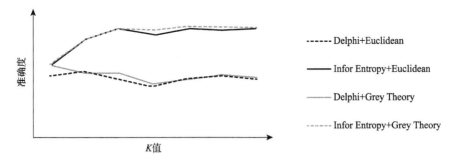

图 5.1　K 不同取值下四种算法的准确度

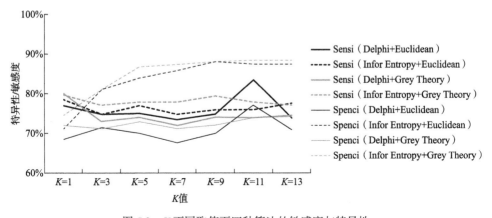

图 5.2　K 不同取值下四种算法的敏感度与特异性

选择准确度、敏感度、特异性等三个统计量作为以上四种算法性能的度量[13]。

如图 5.1 所示，就准确度而言，通过信息熵可以获得比德尔菲法更高的准确度。特别地，在上述四种不同的融合中，灰色系统理论和信息熵的融合算法获得了最好的效果。其次是信息熵和基于欧氏距离算法传统 KNN 的融合算法。与信息熵法相比，德尔菲法在检索结果的准确度方面表现不佳。德尔菲法和基于欧氏距离 KNN 的融合是最常见的案例检索算法，在本章实验中准确度是最差的。德尔菲法和灰色理论的融合算法匹配的准确度也非常低。

另一个有趣的发现是KNN中K值的选择。从理论上讲，目标案例的最佳匹配对象应该是那个最相似的案例，而不是第二（或第三，或更后的）案例。也就是说，准确度应当在K取1时为最高水平。然而，该实验表明，当$K=1$时，准确度并不位于最高点。因此，传统的和各种改进 KNN 算法中最相似案例的数目值需要进一步研究，而不是简单地取1、3或其他的奇数。这可能要考虑数据的规模以及具体研究问题的特征。

第一，信息熵和灰色理论的融合算法在 $K=9$ 时获得了最佳准确度（84.441%），随后是 $K=11$（84.124%）、$K=13$ 时（83.965%）和 $K=7$ 时（83.170%）。在$K=1$时，准确度是最差的，为76.821%。第二，信息熵和基于欧氏距离 KNN 的融合算法，最佳准确度（83.011%）是在 $K=13$ 时取得的，随后的82.376%是在 $K=9$ 和 $K=11$ 时取得。尽管如此，在 $K=1$ 时，准确性仍然是最差的，只有74.599%。

至于特异性，权重获取方法和检索算法的不同融合带来了严重两极分化的结果。如图 5.2 所示，信息熵与基于欧氏距离 KNN 和灰色理论相融合的特异性较高。相反，德尔菲法融合基于欧氏距离算法和灰色理论的特异性都较差。此外，对于前者，特异性线稳步攀升。但对于后者，它的波动较大、稳定性差。从图 5.2 来看，相对于四种融合特异性的巨大变化，四种融合方法的敏感度差异不大，但仍明显。总体而言，信息熵和灰色理论的融合算法带来了最好的敏感度。其他三种融合的敏感度欠佳，也不稳定，如德尔菲法和基于欧氏距离 KNN 的融合在 $K=9$、$K=11$ 和 $K=13$ 这些点敏感度都较差，德尔菲法和灰色系统理论的融合算法在 $K=1$ 和 $K=3$ 这两点也较差。几乎所有这些融合的算法在 $K=1$ 时特异性都最差，但敏感度却不是最差的。

显然，就本章实验而言，信息熵法在权重获取方面表现得比德尔菲法更好。进一步地，基于 UCI mammography 数据集和以上各种性能的综合考虑，整合信息熵和灰色理论的 CBR 方法显得更为优越。代表信息熵获取的权重值的两条曲线在图 5.2 的纵轴上是显得比较高的，而且变化小、相对稳定。它显示该方法的检索准确性不但明显突出而且随着 K 值的变化是保守稳定的。稳定性也是好的检索算法的重要表现之一。如图 5.2 所示，两个最上面的曲线开始是在最低点，然后稳定上升到高位，直到最高点；然后，它们改变了一点，但总体仍然稳定。

然而，在下面的两个折线变化得非常剧烈。德尔菲法和灰色理论融合算法的那条线，它在 $K=1$、$K=3$、$K=5$ 等位置突然发生变化。德尔菲法融合基于欧氏距离 KNN 的曲线，它在 $K=5$、$K=7$、$K=9$ 等位置也有大的波动。根据 UCI mammography 数据的实验结果，基于优化型灰色理论的案例检索方法相比以上其他几种融合方法具有明显的优势，可以考虑将其性能进一步改善后集成到临床诊疗 CBR 系统中去。它可以帮助医生做出以下选择：通过乳房 X 光检查可疑病变进行乳腺肿瘤活检，还是进行随访检查。

集成该方法的一个原型决策支持系统已经在某个三甲医院的医生中进行了试用。从使用的情况看，它是非常适合临床诊疗决策的。经调查，医生对它的欢迎度已经超过了 90%，绝大多数医生认为它对临床决策非常有帮助。

5.4　本章小结

研究了灰色诊疗案例中的知识挖掘问题，将信息熵和灰色理论进行了融合，对灰色理论进行了优化并集成到 CBR 中。信息不完整、离散属性和点至点的距离计算是医院诊疗决策中一类普遍存在的科学问题。考虑到医院诊疗决策案例各个特征属性的重要程度不一样，将权重纳入关联系数的计算中，得到了改进的局部灰色关联算法。基于 UCI mammography 数据集的实验表明，就最终准确性而言，通过信息熵可以获得比德尔菲法更高的精度。特别地，在四种不同的融合中，灰色系统理论和信息熵的融合算法获得了最好的效果。其次是信息熵和基于欧氏距离算法传统 KNN 的融合算法。信息熵和灰色理论的融合算法带来了最好的敏感度。其他三种融合的敏感度欠佳，也不稳定。几乎所有这些融合的算法在 $K=1$ 时特异性都最差，但敏感度却不是最差的。总体上讲，在本章研究中的乳腺肿瘤决策中，信息熵法在权重获取方面表现得比德尔菲法更好。综合考虑各种性能，整合信息熵和灰色理论的 CBR 方法显得更为优越。

参 考 文 献

[1] Xing G，Ding J，Chai T，et al. Hybrid intelligent parameter estimation based on grey case-based reasoning for laminar cooling process. Engineering Applications of Artificial Intelligence，2012，25（2）：418-429.

[2] 顾东晓. 基于案例库的诊疗决策支持技术研究. 合肥工业大学博士学位论文，2011.

[3] Chuang C L. Application of hybrid case-based reasoning for enhanced performance in bankruptcy prediction. Information Sciences，2013，236：174-185.

[4] Li Q，Diao Y，Gong Z，et al. Grey language hesitant fuzzy group decision making method based on kernel and grey scale. International Journal of Environmental Research and Public Health，2018，15（3）：436.

[5] Huang S-J, Chiu N-H, Chen L-W. Integration of the grey relational analysis with genetic algorithm for software effort estimation. European Journal of Operational Research, 2008, 188（3）: 898-909.

[6] Ahn H, Kim K J, Han I. A case-based reasoning system with the two dimensional reduction technique for customer classification. Expert Systems with Applications, 2007, 32（4）: 1011-1019.

[7] Liu P, Hu R, Wang T. Research on the evaluation method of the third-party logistics service suppliers with weights unknown.International Conference on Grey Systems and Intelligent Services, 2007: 1237-1241.

[8] Hsu C J, Huang C Y. Comparison of weighted grey relational analysis for software effort estimation. Software Quality Journal, 2011, 19（1）: 165-200.

[9] Fung C P. Manufacturing process optimization for wear property of fiber-reinforced polybutylene terephthalate composites with grey relational analysis. Wear, 2003, 254（3~4）: 298-306.

[10] Lu Y, He X, Du J J. Malfunction case retrieval algorithm based on grey system theory. Computer Engineering of China, 34（9）: 28-32.

[11] Shen V R L, Chung Y-F, Chen T-S. A novel application of grey system theory to information security（Part I）. Computer Standards & Interfaces, 2009, 31（2）: 277-281.

[12] Kayacan E, Ulutas B, Kaynak O. Grey system theory-based models in time series prediction. Expert Systems with Applications, 2010, 37（2）: 1784-1789.

[13] 路杨, 何欣, 杜娟娟. 基于灰色理论的故障案例检索算法. 计算机工程, 2008, 34（9）: 28-29.

第 6 章　基于 CBR 的医疗健康诊疗决策知识重用方法

　　牙科病历作为一种重要的健康信息资源具有重要的决策价值。病历并不是孤立存在的，临床信息特别是诊断是病历的直接信息源，是形成病历的基础。CBR 系统中检索出的旧病历有助于医生进行辅助诊断。病历生成和诊断之间是相辅相成、互相支撑的关系。用于医疗诊断决策支持的方法有很多。早在 20 世纪 40 年代中期，人们就已使用统计假设检验方法。20 世纪 50 年代又使用了逻辑方法，把病症与已有的诊断病例做逻辑匹配。1958 年出现了融合统计和逻辑技术并通过计算机程序实现了医疗诊断方法。20 世纪 60 年代，贝叶斯判定、决策论、模式识别方法被引入临床诊断决策支持过程。20 世纪 70 年代，人工智能方法应用到医疗诊断中。20 世纪 90 年代之后，将 CBR 技术应用于医疗诊断决策过程的相关研究开始出现[1~4]。

　　医生在诊断时，通常假设相似的临床表现可能预示相似的疾病，这正符合 CBR 的基本思想[5~8]。CBR 属于域内类比推理，反映了专家的形象思维机制，在经验比较丰富、但知识难以形式化的领域得到了广泛的应用。CBR 克服了统计和模式识别方法的缺点，它把医生熟悉的知识结构引到判定方法中，不仅有助于提高诊断准确性，又能按患者和疾病模型进行解释[6, 9]。CBR 较好地体现出诊断的广度、深度和灵活性，它强调把诊断模型的知识库和诊断程序使用的推理控制策略分开，将专家和医生的医疗知识组织成模块形式，用逻辑上健壮的表达方法描述医疗概念和事实[10~14]。

　　下面以牙科辅助诊断为例，介绍一种集诊断支持与病历报告自动生成的牙科临床决策支持系统——CBR-DCH。该系统通过重用历史案例知识进行辅助诊断，进而通过智能生成技术自动生成病历诊断报告，大幅度降低了医生撰写病历报告的时间。

6.1 CBR-DCH 系统简介

CBR-DCH 是基于 CBR 的智能系统，包括牙科诊疗系统、影像诊片库系统、辅助知识库、病历案例库（主知识库）、修改规则库等功能模块，该系统框架如图 6.1 所示。本系统将模糊数学的相关算法、改进的欧氏距离相似度计算等方法有机结合，形成简单有效的混合检索方法。采用 Good UpMatching 的权重调整方法，较好地解决了牙科病历案例的权重获取问题。牙科修正知识通常表现为各种牙科疾病诊断知识和病历书写规则，修改规则说明了在不同的情况下该如何修改特征值，或者说怎样在案例中插入、删除、修改特征属性来产生新问题的解决方法。在 CBR-DCH 系统中采用基于规则的案例修正方法对案例进行调整和优化，提高备选案例与目标案例的相似度。

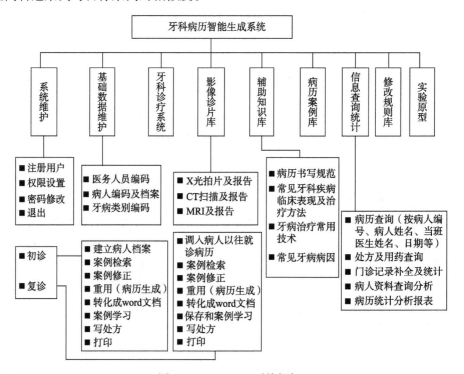

图 6.1 CBR-DCH 系统框架

6.2　CBR-DCH 系统中案例的获取方法

目前属性相似度度量方法大都只考虑了有确定属性值的情况，对于不确定型的、属于模糊属性的案例指标，传统的度量方法仅简单地将模糊属性等同于确定性属性进行同等处理，并不能很好地解决案例模糊属性的相似度度量问题[15]。鉴于牙科病历案例特征属性定性描述的模糊性、量纲和属性值数量级差异性，半结构化和非结构化数值较多，直接应用欧氏距离计算可能会导致结果严重偏离实际。为此，CBR-DCH 系统采用基于模糊数学和改进欧氏距离相似度算法的案例检索方法（以下简称 FAIES 法）。依据牙科病历案例特点，将其特征属性分为符号属性、确定的数字属性、模糊概念属性[16]和区间属性四类。

1. 符号属性、确定的数字属性、模糊概念属性的相似度计算

（1）符号属性值：该种属性值通常用明确的术语表示，如"有"或"没有"、"是"或"不是"等。此种数值的相似度计算为

$$\text{sim}(x_i, y_i) = \begin{cases} 1 & x_i = y_i \\ 0 & x_i \neq y_i \end{cases} \tag{6.1}$$

（2）确定的数字属性值：该种属性值可以是连续的，也可以是离散的，相似度计算方法为

$$\text{sim}(x_i, y_i) = \exp\left(\frac{-|x_i - y_i|}{\max(i) - \min(i)}\right) \tag{6.2}$$

其中，$\max(i)$ 和 $\min(i)$ 分别表示存储在数据库中的经验值，由资深专家确定，代表一般情况下该属性的取值范围，起着将特征属性间的绝对差值转为相对差值的作用。当难以确定时，可简单地由专家确定两者之差为一正实数 k。

（3）模糊概念属性值：该种属性值可以认为是概念变量，所有这样的属性值可构成一个项目集。在项目集中，每个项目对应一个模糊概念。模糊概念或模糊数可以用高斯函数表示，但高斯函数计算过于复杂。为了简化计算，采用基于梯形的模糊集合来模拟模糊属性[17]。

根据路云等[18]提供的隶属度函数，采用张本生和于永利[15]提出的面积法来计算两个模糊属性间的相似度如下：

$$\text{sim}(x_i, y_i) = \frac{A(x_i \cap y_i)}{A(x_i \cup y_i)} = \frac{A(x_i \cap y_i)}{A(x_i) + A(y_i) - A(x_i \cap y_i)} \tag{6.3}$$

其中，A 代表相应隶属函数的面积，$A(x_i \cap y_i)$ 代表两个模糊集面积的交。根据文献[18]关于模糊集交的计算公式，可以分别计算出具体数值，然后将其代入式（6.3），可计算出 $\mathrm{Sim}(x_i, y_i)$ 的值。

2. 区间属性的计算

根据牙科病历案例的特点，需要对传统的欧氏距离算法进行改进以满足牙科病历案例检索的要求。

1）构造特征矩阵

定义 6.1 假设案例库中有 m 个案例，记源案例集为 $S = (S_1, S_2, \cdots, S_{m-1}, S_m)$，每个案例有 n 个属性，记属性集为 $C = (C_1, C_2, \cdots, C_{n-1}, C_n)$，目标案例为 $G = (G_1, G_2, \cdots, G_{n-1}, G_n)$，其中：

$$S_i = (X_{i1}, X_{i2}, \cdots, X_{in-1}, X_{in}), i = 1, 2, \cdots, m$$

$$C_j = (X_{1j}, X_{2j}, \cdots, X_{m-1j}, X_{mj}), j = 1, 2, \cdots, n$$

则有特征属性矩阵：

$$\boldsymbol{X'} = \begin{bmatrix} \boldsymbol{X} \\ \boldsymbol{G} \end{bmatrix} = \begin{vmatrix} X_{11} & X_{12} & X_{13} & \cdots & X_{1n} \\ X_{21} & X_{22} & X_{23} & \cdots & X_{2n} \\ \vdots & \vdots & \vdots & & \vdots \\ X_{m1} & X_{m2} & X_{m3} & \cdots & X_{mn} \\ G_1 & G_2 & G_3 & \cdots & G_n \end{vmatrix} \tag{6.4}$$

2）基于改进欧氏距离的牙科案例检索算法

定义 6.2 记源案例 X 与目标 G 之间的相似度用 $\mathrm{Sim}(X, G)$ 表示，对特征属性矩阵 $\begin{bmatrix} X \\ G \end{bmatrix}$ 中的数据进行归一化处理得到 X'、G'，$\mathrm{Sim}(X', G') \in [0, 1]$

且满足条件：

（1）对称性，$\mathrm{Sim}(G', X') = \mathrm{Sim}(X', G')$；

（2）自反性，$\mathrm{Sim}(X', X') = 1$；

（3）传递性，$\mathrm{Sim}(X', G') \geqslant \underset{y}{\vee} \mathrm{Sim}(X', K') \wedge \mathrm{Sim}(K', G')$。

欧氏距离的相似度定义如式（6.5）所示。

$$\mathrm{Sim}(X, G) = \mathrm{Sim}(X', G') = 1 - \mathrm{Dist}(X', G') = 1 - \sqrt{\sum_{j=1}^{n} W_j D^2(X'_{ij}, G'_j)} \tag{6.5}$$

其中，X'_{ij} 代表第 i 个案例的第 j 个属性值；W_j 表示第 j 个属性的权重；n 为属性总数；G'_j 为目标案例 G 的第 j 个属性值；$\mathrm{Sim}(X', G)$ 为目标案例 G 与源案例库 X

中第 i 个案例之间的欧氏距离，$\text{Sim}(X,G)$ 越接近 1 说明它们之间越相似。

3）数据的归一化处理

如上文所述，相似度计算之前需把案例属性值按照某种函数归一化到某一无量纲区间，并且使所有相关特征属性归一化到同一量级内以便计算结果更能准确地反映源案例与目标案例间的匹配度。构造不同的效用函数将直接影响最终的计算结果。本章研究引入一种归一化效用函数，将不同量纲的原始特征属性值转换到[-1，1]区间，同时尽可能将特征属性值转换成与原始属性值成正比关系的值。

设 $S = (S_1, S_2, \cdots, S_{m-1}, S_m)$ 是源案例集，$C = (C_1, C_2, \cdots, C_{m-1}, C_m)$ 是案例的属性集，构造特征属性矩阵：

$$X = \begin{vmatrix} X_{11} & X_{12} & X_{13} & \cdots & X_{1j} & X_{1n} \\ X_{21} & X_{22} & X_{23} & \cdots & X_{2j} & X_{2n} \\ \vdots & \vdots & \vdots & \cdots & \vdots & \vdots \\ X_{i1} & X_{i2} & X_{i3} & & X_{ij} & X_{in} \\ \vdots & \vdots & \vdots & \cdots & \vdots & \vdots \\ X_{m1} & X_{m2} & X_{m3} & \cdots & X_{mj} & X_{mn} \end{vmatrix} \tag{6.6}$$

其中，X_{ij} 代表第 i 个案例的第 j 个属性值。

记第 i 个特征属性的平均值为 $\overline{C}_j$，$j = 1, 2, \cdots, n$，中间变量为 M_{ij}，有

$$\overline{C}_j = \frac{\sum\limits_{i=1}^{m} X_{ij}}{m} \qquad M_{ij} = \frac{X_{ij} - \overline{C}_j}{\overline{C}_j}$$

将原始特征属性值按式（6.7）转换到[-1，1]区间上的效用函数值 Y_{ij}[19]。

$$Y_{ij} = \frac{1 - e^{-M_{ij}}}{1 + e^{-M_{ij}}} \tag{6.7}$$

$Y_{ij} = F(M_{ij})$ 是一条曲线，其中 M_{ij} 反映了原始数据 X_{ij} 与均值的偏离程度：

当 $X_{ij} = \overline{C}_j$ 时候，$M_{ij} = 0$；

当 $X_{ij} > \overline{C}_j$ 时候，$M_{ij} > 0$，此时 Y_{ij} 随着 M_{ij} 的增长而非线性递增；

当 $X_{ij} < \overline{C}_j$ 时候，$M_{ij} < 0$，此时 Y_{ij} 随着 M_{ij} 的增长而非线性递减。

进一步研究发现，当 $X_{ij} > \overline{C}_j$ 时，经过转换后其效用函数值 Y_{ij} 大于 0，原始值越大效用函数值越大；当原始值 $X_{ij} = 2\overline{C}_j$ 时，效用函数值 Y_{ij} 达到 0.9 以上；当 $X_{ij} = 4\overline{C}_j$ 时，效用函数值 Y_{ij} 接近上限值 1。同理，当 $X_{ij} < \overline{C}_j$ 时，经过转换后其效用函数值 Y_{ij} 小于 0，原始值越大效用函数值越小；当原始值 $X_{ij} = -2\overline{C}_j$ 时，效用

函数值 Y_{ij} 达到 -0.9 以下；$X_{ij} < 4\overline{C}_j$ 时，效用函数值 Y_{ij} 接近下限值 -1。

3. 总体相似度值的得出

按照上述不同的计算方法将各个不同种类的特征属性的相似度 $\text{Sim}(x_i, y_i)$ 求出，最后代入式（6.8）即可得到源案例和目标案例的最终相似值。

$$\text{Sim}(X, G) = \sum_{i=1}^{n} W_i \times \text{Sim}(X_i, G_i) \tag{6.8}$$

其中，W_i 为各属性的权重。初始默认权重可由资深专家设置，在使用过程中不满足时可进行调整。考虑到实际应用中操作的方便性，将案例匹配分为两部分：初始匹配（简单检索）只对权重相对较大的一组属性进行匹配，检索出一组可行的候选案例；在找不到较为理想的结果时使用二次匹配（高级检索）在候选案例中计算全部属性，然后返回与目标需求最为接近的若干组案例，选择和参考。

6.3 CBR-DCH 系统中病历案例权重的调整方法

权重系数的大小反映了在案例相似性检索中各特征属性的相对重要程度，在辅助诊断系统中，权重的正确与否直接影响到病例检索的准确程度。常用的定权方法包括：专家咨询法、成对比较法、无差异折中法、调查统计法及相关分析法等。其中前四种方法一般是在领域专家先验知识的基础上通过事先假设或采用平权的办法来确定特征属性的权重值，无疑会给最相似案例检索的准确性造成影响。最后一种方法是基于一种统计的方法，相对于前者有一定的进步，但从总体看，传统的案例特征属性定权方法过分依赖于主观判断和经验[19, 20]。

此外，案例检索也有一个属性的选择问题，通常描述案例特征的属性很多，有的属性起关键作用，有的属性在对案例的描述起一定作用的同时也增加了案例检索的复杂性，甚至可能干扰检索过程。

在 CBR-DCH 系统中，特征属性权重（如症状在相关病理原型中的权重等）的初始值是由医生根据经验来设定的，大致体现了这些特征属性的重要程度。在此基础上，为了进一步提高权重的准确性和合理性，需要在使用过程中对症状的权重进行调整。

图 6.2 描述的是一种称为 PULL&PUSH 的调整策略[21, 22]，其主要思想如下：对于那些检索出的案例，根据它对目标案例的适应程度，对跟它关联的特征的权重进行调整，其目的是将那些正确的案例拉近（pull）目标案例，同时将那些错误的案例推远（push）。

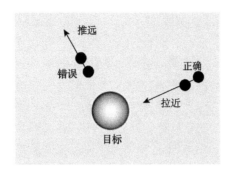

图 6.2　PULL&PUSH 调整策略

　　PULL&PUSH 调整策略是 CBR 系统中的一种基本的调整策略，CBR-DCH 系统的调整算法也是以其为基础的。在 PULL&PUSH 策略的基础上，又有多种可供选用的调整方法。CBR-DCH 系统中采用一种叫作 good up matching（简称 GUM）的调整方法，即对于那些正确的检索结果，系统提高案例中那些跟输入特征值匹配度高的特征的权重。具体在 CBR-DCH 系统中的调整过程如下：对检索出的案例，由医生来判断其准确性，对于那些准确的案例中的属性值，如果它与医生先前输入的属性值较为匹配，系统就提高该属性的权重，如提高符合度较高病例中某些症状在相应病理原型中的权重。

　　调整策略确定以后还要确定每次调整幅度的大小，在对权重进行调整的同时也要防止权重过大或者过小。CBR-DCH 系统中采用了以下的公式[23]：

$$W_{t+1} = W_t(1 \pm \Delta i \frac{F_c}{K_c}) \tag{6.9}$$

其中，W 表示权重；F_c 表示一个牙科病历案例被错误检索到的次数；K_c 表示该案例被正确检索到的次数。当 K_c 增加时，F_c/K_c 降低，使得 W 值变化的幅度越来越小，从而保证了权重不会无限地增加或减少；Δi 则表示每次调整的幅度，其值的大小可以根据实际的需要调整，在 CBR-DCH 系统中把它设为 0.05。

6.4　CBR-DCH 系统中案例的修正方法

1. 案例修正方法分析

　　目前的 CBR 系统，如 CY-CLOP、KRITIK、CADET、ARCHIE、CADSYN 和 DEJAVE，都不同程度地包含了案例修正过程。在这些 CBR 系统中，案例修正一般不涉及案例结构的变化，而多为参数的修改。目前以参数修改为目标的常用案例修正方法包括[24]。

（1）基于模型推理的案例修正方法。KRITIK 中每一案例都有一个与之相联系的"结构-属性-功能"模型（简称 SBF 模型），用以引导旧案例的修改过程，来满足新的设计问题的不同要求。SBF 模型中包含三个槽：功能槽、结构槽和属性槽。KRITIK 中设计案例的调整包括两大步骤：一是按照新问题中需要获得的功能，映射到旧案例中结构上需要修改的部分；二是对修改方案进行评价。

（2）基于遗传算法的案例修正方法。利用提取的案例，通过交叉算子和变异算子得到一组新案例，然后通过约束检查和适应度的计算得到修改案例。该方法对于内部约束较小的案例比较有效，但对于内部约束关系较多的案例则无法得出正确的结果。

（3）基于规则技术的案例修正方法。依靠案例调整规则对当前设计需求与从案例库中检索出的相似案例之间进行对比，根据过去处理问题的经验得出调整策略或过程。此外，案例参数改写的定性和定量趋势、调整结果的评价等过程也可以由规则推理来解决。基于规则方法需要归纳、整理出一个全面、完整的规则库以适应设计中各种可能的设计需求。由于规则库建立所存在的困难，规则方法不可能单独发挥作用，通常情况下需与其他方法结合起来使用。

（4）基于约束满足策略的案例修正方法。例如：CADSYN 应用于建筑物的方案设计，其中用于案例评价的约束是预先定义的，将设计性能与设计要求进行归纳并以约束的形式表达。该方法建立在具有完备的约束知识且易于总结归纳的前提下，为案例调整过程建立了一套比较完整的模型。但是在诸如机械设计领域中这种案例的大量参数之间的约束关系不确定、需要靠经验和反复实验得到的情况下，纯粹依靠约束满足方法必然遭遇归纳知识、建立约束这些难题。

2. CBR-DCH 系统中案例修正过程、修改规则的提取

CBR-DCH 系统中采用基于规则的案例修改方法包括：

1）CBR-DCH 系统中案例修正过程

在 CBR-DCH 系统中，案例修正是应用修改知识对不满足设计约束的重用案例特征属性按特定次序进行一系列的修改操作，使其成为目标问题的解。案例修正一般依赖于案例所属的具体领域，其目标是通过最小的改变，将检索出的备选案例修改成新问题的解。重用后的案例如果不满足要求，可以通过智能程序进行修正。如果修正后的方案还不能满足要求，还可以经过专家再次进行修改，直至满足要求，获得新问题的解决方案。该解决方案和新问题一起可以作为新案例存储到案例库中。

目标案例和备选案例之间的关系也可以用数学关系式（6.10）表示。

$$C' = (a_1 a_2 \cdots a_{n-1} a_n) \times C \tag{6.10}$$

备选的重用案例 C 为最初状况，目标案例为最终状态，式（6.10）中 $(a_1a_2\cdots a_n)$ 为修改操作（修改规则）。从式（6.10）中可以看出，案例修正可以看作是备选案例从一种状态过渡到另一种状态的中间过程，这个中间过程可以是一个智能模块化过程，也可以是一个人工修改过程，它取决于问题所涉及的领域和修改的难易程度。

在 CBR-DCH 系统中，牙科修正知识通常表现为各种牙科疾病诊断知识和病历书写规则，修改规则说明了在不同的情况下该如何修改特征值，或者说怎样在案例中插入、删除、修改特征属性来产生新问题的解决方法。案例修正的预期模型将案例修正的过程表示为一个称为修改历史的修改规则序列。在修改历史中，修改规则被定义为两个案例之间功能的改变。修改规则可以任意排列，可以是按照一定的顺序排列的，也可以是局部的严格排序，这需要根据不同的具体问题来区别对待。在修正过程中，须遵循一定的修正次序，修正操作不满足交换率，即

$$a_i a_{i-1} \neq a_{i-1} a_i$$

牙科病历案例修改过程的步骤如下：

步骤1：评价候选案例 C。如果候选案例 C 完全满足设计要求，则不需要再修正，直接退出案例修正阶段。否则，检测和诊断出不满足需求约束和需求目标的功能特征，以及需要添加的功能。其检测过程如下：首先，确定满足当前约束条件的目标案例 C'，其由 n 个子功能特征组成：

$$C' = \{F_1', F_2', \cdots, F_n'\}$$

获取的候选案例 C 具有 m 个子功能特征 F：

$$C = \{F_1, F_2, \cdots, F_n\}$$

候选案例 C 已实现的功能特征中，有 p 个子功能特征为符合目标案例 C' 要求的子功能特征，这些子功能特征的集合为 $\mathbf{F}_1$：

$$\mathbf{F}_1 = C \bigcap C' = \{F_{11}, F_{12}, \cdots, F_{1P}\}$$

同时，C 中有 q 个子功能特征通过替换和修改后可成为目标案例 C' 所需的子功能特征集合 $\mathbf{F}_2$：

$$\mathbf{F}_2 = C - C \bigcap C' = \{F_{21}, F_{22}, \cdots, F_{2P}\}$$

由于牙科病历案例格式规范、特征属性都是确定的，C 和 C' 的特征属性项目完全一致，不会存在候选案例特征属性多于或少于目标案例特征属性的情况，因此不会出现在 C 中删减或增加属性特征以满足 C' 需要的情况。

步骤2：确定 $\mathbf{F}_2$ 的结构特征。在案例 C 中，确定需要修改的子功能特征集合 $\mathbf{F}_2$ 的结构，其由 P 个结构特征 S_2 组成：

$$S_2 = \{S_{21}, S_{22}, \cdots, S_{2P}\}$$

步骤3：修正集合 $\mathbf{F}_2$。此时对案例 C 进行具体修改操作，按照一定的修改规

则和修改次序，修改结构特征集 S_2，使其成为目标案例。

步骤 4：评价。确定修改后的案例是否完全满足设计要求。若不满足，则重新进行步骤 1 到步骤 4 的操作；若已经满足了需求约束，则表明备选案例 C 已修改为目标案例 C'，修正过程结束。

2）CBR-DCH 系统中修改规则的提取

如果需要解决的问题比较简单或者比较容易理解，通过比较 C' 和 C 之间的不同点，修改规则就可以由推理系统自动地挑选出来，运用到相似案例，以产生目标问题的解决方案。在牙科病历案例修正中，修正规则选择和修正次序安排通常是由拥有一定专业领域知识的用户完成的。为减轻用户选择修正规则的负担，需有另外一套修正知识来引导 CBR-DCH 系统自动地选择合适的修正规则。鉴于修正规则的选择过程建立在专业领域知识的基础上，所以可建立另一层的 CBR 系统加入案例修正阶段，称为 RBR-CBR 修正体系[25]。此时，案例修正信息由以前的案例提供，包含案例修正信息的案例可称为修正规则案例。一个修正规则案例包含修改信息，这不同于以往在 CBR 系统中见到的案例。之前进行案例修正的经验可以帮助产生新的修正方法来解决问题。

RBR-CBR 修正体系中的牙科门诊病历案例修正过程如图 6.3 所示，包括：

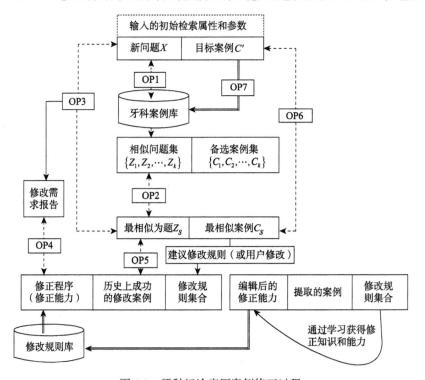

图 6.3 牙科门诊病历案例修正过程

OP1：利用第 4 章提出的混合检索方法进行案例检索；

OP2：选择最相似的备选牙科病历案例；

OP3：进行相似性匹配；

OP4：修改需求与修改能力进行比较匹配；

OP5：以前成功修改的案例是否与当前的案例相似；

OP6：提出一个已经修正的解决方案；

OP7：如果目标案例质量较高，经过资深专家审核后作为新案例进入案例库。

图 6.3 在完成案例修正的同时也增加了一个新的修正规则案例。为了提取一个相似的修正规则案例，首先要找到目标案例与修正案例之间相冲突的特征，如果修正规则案例中含有的知识可以解决当前问题中的冲突特征，那么就可以说修正规则案例能够处理当前问题，而且在修正期间，修正规则案例被挑选为候选方案之一来提供设计支持。接下来的修正规则案例提取工作则是以修正规则来对当前提取的案例与以前成功修正过的案例进行相似性匹配。若在修正规则案例中引用的以前成功修正过的案例和当前提取的案例具有较好的相似度，则把修正规则案例中的修改历史推荐给用户。需要说明的是，提取的修正历史仅仅是一个参考过程，并不保证修正一定能取得成功，因此就需要用户去调整修正程序。修正程序将记录用户的修改过程，存储在一个新的修正规则案例中，以便用来处理相似的修改过程。基于该修正规则序列，修正能力也可以放入修正规则案例中去。

6.5　本　章　小　结

牙科知识重用的核心是针对牙科案例数据特征和案例属性特征进行算法设计和建模，构建适宜案例检索、案例知识集结和案例修正的高效方法。目前的案例知识重用方法在大数据环境下将难以适用，目前尚没有可以满足大数据环境下牙科案例知识发现和服务支持的信息系统。迫切需要进一步研究大数据环境下案例存储、知识发现和服务的新特征，探索多模态、多维度、异构多源、多媒体案例大数据的动态存储技术和方法（尤其是基于云计算的多源案例迁移与存储），研究从超大规模多媒体牙科案例数据中进行决策信息快速抽取、深度融合的模型和方法，研究和探索大数据环境下案例知识发现的高效算法并验证其有效性，建立面向全生命周期的牙科案例知识动态服务机制。

牙病案例数据开放共享也是未来的趋势。在智慧城市建设的大背景下，医疗健康包括牙科数据的开放共享有望得到实现。数据开放共享将有利于各个医疗机构、健康中心共享更大范围的数据资源，不仅案例数据规模可以得到空前提高，更重要的是使得各个案例数据从相互独立走向关联。各种医疗健康数据的互联互通和关联，使得案例数据的决策价值显现出来，案例变得更有意义。同时，牙科案例数据的互联互通也有望帮助案例数据增加时间的维度，对案例数据的挖掘从以往依赖静态的、横截面数字、文本信息走向基于时序动态的时空多媒体信息，有利于挖掘出更真实、更准确的案例知识。

参 考 文 献

[1] El-Sappagh S, Elmogy M, Riad A M. A fuzzy-ontology-oriented case-based reasoning framework for semantic diabetes diagnosis. Artificial Intelligence in Medicine, 2015, 65（3）: 179-208.

[2] Bennacer L, Amirat Y, Chibani A, et al. Self-diagnosis technique for virtual private networks combining Bayesian networks and case-based reasoning. IEEE Transactions on Automation Science and Engineering, 2015, 12（1）: 354-366.

[3] Sharaf-El-Deen D A, Moawad I F, Khalifa M E. A new hybrid case-based reasoning approach for medical diagnosis systems. Journal of Medical Systems, 2014, 38（2）: 9.

[4] Saraiva R, Perkusich M, Silva L, et al. Early diagnosis of gastrointestinal cancer by using case-based and rule-based reasoning. Expert Systems with Applications, 2016, 61: 192-202.

[5] Shen Y, Colloc J, Jacquet-Andrieu A, et al. Emerging medical informatics with case-based reasoning for aiding clinical decision in multi-agent system. Journal of Biomedical Informatics, 2015, 56: 307-317.

[6] Gu D, Liang C, Zhao H. A case-based reasoning system based on weighted heterogeneous value distance metric for breast cancer diagnosis. Artificial Intelligence in Medicine, 2017, 77: 31-47.

[7] Kwon O, Kim Y S, Lee N, et al. When collective knowledge meets crowd knowledge in a smart city: a prediction method combining open data keyword analysis and case-based reasoning. Journal of Healthcare Engineering, 2018, 5（6）: 1-15.

[8] Martin A, Emmenegger S, Hinkelmann K, et al. A viewpoint-based case-based reasoning approach utilising an enterprise architecture ontology for experience management. Enterprise Information Systems, 2017, 11（4）: 551-575.

[9] Elkader S A, Elmogy M, El-Sappagh S, et al. A framework for chronic kidney disease diagnosis based on case based reasoning. International Journal of Advanced Computer Research, 2018, 8（35）: 59-71.

[10] Takkar S, Singh A. Impact of genetic optimization on the prediction performance of case-based reasoning algorithm in liver disease. International Journal of Performability Engineering, 2017, 13（4）: 383.

[11] Gu D, Li J, Bichindaritz I, et al. The mechanism of influence of a case-based health knowledge system on hospital management systems//International Conference on Case-Based Reasoning. Berlin: Springer, 2017: 139-153.

[12] 赵卫东, 盛昭瀚, 杜雪寒, 等. 基于神经网络的案例推理医疗诊断. 东南大学学报, 2000, 30（3）: 46-50.

[13] Gu D X, Liang C Y, Isabelle Bichindaritz L, et al. A case-based knowledge system for safety evaluation decision making of thermal power plants. Knowledge-Based Systems, 2012, 26: 185-195.

[14] 吴萍, 黄勇. 基于 CBR 的心电图诊断系统设计. 计算机应用与软件, 2005, 22（2）: 48-49, 138.

[15] 张本生, 于永利. CBR 系统案例搜索中的混合相似性度量方法. 系统工程理论与实践, 2002, （3）: 131-136.

[16] Lee R W, Barcia R M, Khator S K. Case-based reasoning for cash flow forecasting using fuzzy retrieval. First International Conference, 1995: 510-519.

[17] 乔忠, 陈新辉. 关于企业销售量的模糊预测. 中国管理科学, 2001, 9（6）: 31-35.

[18] 路云, 吴应宇, 达庆利. 基于案例推理技术的企业经营决策支持模型设计术. 中国管理科学, 2005, 13（2）: 81-87.

[19] 戴闻战. 基于三层 BP 网络的多指标综合评估方法及应用. 系统工程理论与实践, 1999, 5（5）: 30-34.

[20] 孙翎, 张金隆, 迟嘉昱. 基于粗糙集的 CBR 系统案例特征项权值确定. 计算机工程与应用, 2003, 39（30）: 44-46.

[21] 俞泉, 何钦铭, 张宝荣. CBR 技术在临床辅助诊断中的应用研究. 计算机应用与软件, 2005, 22（3）: 66-92.

[22] 顾东晓. 基于案例推理的牙科病历智能生成技术研究. 合肥工业大学硕士学位论文, 2007.

[23] Bonzano A, Cunningham P, Smyth B. Learning feature weights for CBR: global versus local. AI*IA, 1997: 417-426.

[24] 张斌，高全杰，应保胜. 实例推理和规则推理在实例修改中的应用. 计算机工程，2005，
    31（13）：156-158.

[25] Leake D B，Kinley A，Wilson D. A case study of case-based CBR. Proceedings of the Second
    International Conference on Case-Based Reasoning，1997.

第 7 章　基于 WHVDM 函数的 CBR 与临床决策支持

7.1　引　言

早期，医院诊疗决策中主要使用单参数模型，如线性判别分析、逻辑分析等。使用这些方法的苛刻条件，以及高昂的错误成本促使人们寻求更为精确的方法。随后，决策树、SVM、D-S theory 等一些通用的数据挖掘方法纷纷被用于医院诊疗决策。但这些方法本身也存在着一些影响其在实践中应用的技术局限。医院管理特别是诊疗决策是 CBR 的一个十分重要的研究和应用领域，研究成果也层出不穷。CBR 已被证明特别适用于医院诊疗决策领域问题的解决。CBR 的研究以及其实践应用在医学上正经历着快速的增长[1]。作为一个基于知识的系统，CBR 技术可以被用于医院诊疗决策知识的表达和历史经验的获取。通过集成 CBR 技术，可以开发面向医院诊疗决策的知识支持系统。其中，案例检索是 CBR 的关键技术。研究更高性能的检索算法为知识发现服务，也是当前 CBR 的重点发展趋势之一。

医疗诊断决策在问题类型、维度、信息处理等方面均具有较高的复杂性，特别是多维复杂属性案例的检索是案例知识获取的一个难点。医疗决策中异质性案例大量存在，存在大量的非连续性属性信息，这里的非连续性属性主要指离散型属性，包括但不等同于逻辑属性。含该类信息的案例知识发现是多属性案例决策的关键和难点。在医院诊疗决策中，医生所能获取的知识和信息的量与质在一定程度上决定着医生诊断的质量，因此在诊断过程中知识和信息的支持非常重要。为了帮助医生更为有效地进行决策，各种辅助技术相继被研发出来[2, 3]。其中，较早较有影响的是 Mangasarian、Street、Wolberg 等使用线性规划方法基于小部分细胞病例切片对乳腺癌进行诊断和预测，其研究成果在威斯康星大学医院获得了应用[4]。此外，人工神经网络、贝叶斯网络、统计学、决策树等方法和工具先后被研究用于医学辅助诊断和预测。

今天，乳腺癌是最常见的癌症之一，也是导致癌症死亡的最主要原因之一，尤其是女性[5]。早期诊断技术的发展和更好的治疗方法有助于降低乳腺癌死亡率。近年来，癌细胞没有转移的患者的存活率正在大幅度提高[6]，现在大多数患者在早期诊断和及时治疗后可以存活很多年[7]。肿瘤学家诊断决策的准确性在很大程度上取决于自身的知识与经验，以及自身可以获得的信息的质量和数量。因此，为肿瘤学家诊疗决策支持提供有力的知识工具一直是医疗数据科学和人工智能研究者和实践者的重要使命。

从本质上说，医疗决策过程本身就高度依赖于历史经验知识。这正是CBR技术在医疗诊断方面优于其他机器学习分类技术的原因。CBR提供给医生的不仅有预测，还有在诊断决策中比预测本身更有价值的相似历史病例，因为误诊是很可怕的，医生不能简单地把委派给自己的责任推脱给系统的预测。CBR能够从历史案例中获取经验和知识，这与人类大脑中的真实思考过程非常相似。因此，在本质上，CBR的思想与医生的诊断决策过程是一致的。CBR系统通常包括解释系统和问题解决系统，可以辅助医疗诊断。在过去的30多年，CBR被认为是一种有用的用于医疗诊断、预后和处方的决策支持技术[8]。

虽然已经有一些将CBR应用于乳腺癌的研究[9]，但以前大部分的相关研究都是初步调查，并且仅限于展示一个应用框架[10]。在以前的研究中也有一些与CBR相关的案例匹配方法。虽然这些方法在大量的CBR应用中已经表现出了非凡的性能，但它们往往只是在处理案例中仅包含连续型和符号型数值的检索问题比较有效[11]。例如，广泛使用的欧氏距离在测量连续属性之间的距离中是有效的，并不是在离散属性之间，但是在本章中乳腺癌的诊断正是以这些离散属性为主。对于离散属性，虽然欧氏距离在把它们当作符号属性来处理时仍然可用，但结果并不理想。举个例子，计算离散属性的局部相似性，如肿瘤边缘的平滑度具有的可能值为"高度平滑""中等平滑""根本不平滑"，欧氏距离对于匹配离散属性值的相似性最有用，而对于不匹配的属性值根本没用。也就是说，"高度平滑"和"不平滑"的差别与"高度平滑"和"中度平滑"或"中度平滑"和"根本不平滑"之间的差别是不同的。可能值的顺序间包含的信息被完全忽略了。显然，这是不合理和不可靠的。因此，这种方法并不适用于离散属性。

CBR对乳腺癌诊断实际应用中的另一个问题是，难于引出病例间权重反映属性在测量距离之间的相对重要性。属性加权已成为CBR病例检索中不可或缺的组成部分。一般来说，属性权重对结果影响很大。在CBR的实际应用中，专家评价法仍然是属性权重获取的常用方法。在乳腺癌诊断这种复杂的应用中，专家很难精确量化属性相对值的重要性。此外，他们感知的属性重要性可能并不符合CBR

系统中规模性的属性权重距离测量。这种权重引出的过程是主观的，并且从不同的专家组引出的权重可能也会大不相同。

将标准 CBR 应用于乳腺癌相关诊断中存在两个问题：不同类型属性的丰富性和从人类专家中获得适当的属性权重的难度。为了解决这些问题，使用称为 WHVDM 的距离测量方法[12]，相对于标准的欧氏距离，它可以更好地处理连续属性和离散属性，避免需要专家的评价，还使用了一种用于自动学习该距离测量中涉及的属性权重的遗传算法[13]。基于两个现实世界的乳腺癌数据集，把本章运用方法与标准 CBR 和几种标准分类方法做了比较。结果显示，与标准欧氏距离和使用 Delphi 方法得出的权重相比，WHVDM 距离测量和属性权重学习的遗传算法具有更好的预测精度。

基于此，本章中提出了应用于乳腺癌相关诊断的 CBR 系统，命名为 BTCBRsys，并将其分别应用于良性/恶性肿瘤预测和继发性癌症预测两项相关研究中。BTCBRsys 的核心是基于遗传算法进行权重获取和基于融合条件概率的优化相似度算法进行案例知识获取。

7.2　BTCBRsys 框架

20 世纪 80 年代，耶鲁大学的罗杰·施克首次提出了 CBR。CBR 通常是使用历史中相似的问题来解决新问题的过程。当医生需要为一个新的病人做决定的时候，一般根据当前患者的症状和特征，再回想其他患者的历史类似病例和类似的治疗方法。这实际上就是 CBR 过程。CBR 不仅是一种基于计算机的推理方法，还是一种存在于日常生活中的常见行为[14]。

BTCBRsys 可用于进行基于历史乳腺肿瘤案例库的知识发现。它可以在诊断期间为肿瘤学家提供宝贵的知识。CBR 过程可以描述为推理循环中的四个步骤：Retrieve、Reuse、Revise 和 Retain[15]，如图 7.1 所示。

基于 CBR 的乳腺癌诊断有以下 9 个基本步骤。

步骤 1：基于历史健康管理电子档案组织和建立初始的乳腺癌诊断的案例库。可组织一个专家小组为案例库的建立提供建议。

步骤 2：提出一个具有特征属性值的新案例。

步骤 3：进行案例匹配（图 7.1 中的检索步骤）并获得最相似的情况。

步骤 4：如果所选病例满足诊断决策支持的要求，执行步骤 5；否则，转到步骤 6。

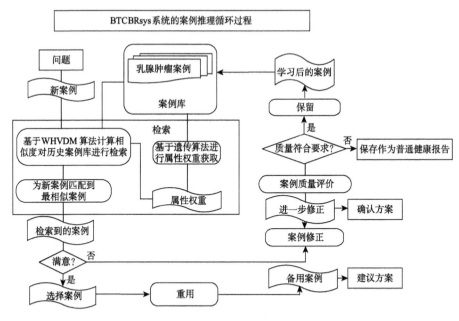

图 7.1　乳腺癌诊断的 CBR 过程

步骤 5：通过执行案例检索的适配来执行案例重用（图 7.1 中的重用步骤）并基于从乳腺癌诊断的知识库中提取的相关知识和专家的经验获得一个满意的解决方案。

步骤 6：以满足情况的相应替代方案作为新案例的解决方案。这个历史病例在医生诊断决策期间被当作参考资料。

步骤 7：根据令人满意的解决方案和实际情况，对这个案例进行进一步修订（图 7.1 中的修正步骤），直到这个替代方案完全满足新问题的要求。

步骤 8：评估新病例的质量。确定案例是否有资格被输入案例库。如果是的话，转到步骤 9。

步骤 9：保留案例库中的案例（图 7.1 中的"保留"步骤）。

BTCBRsys 是一个由历史案例库构成的知识管理中心，这个案例库是一个共同的乳腺癌知识库、模型库和方法库。在所有案例中，案例库是知识管理中心的核心。在知识管理中心的帮助下，肿瘤医生可以通过从历史案例库中的 CBR 获得其他医生的知识或经验作为参考。

根据 NCCN 肿瘤学临床实践指南[16]和 CACA 乳腺癌的诊断治疗，乳腺癌患者的诊断和治疗过程通常包括早期检测、早期诊断、临床诊断、成像诊断、病理诊断、治疗、康复和预后。这是一个复杂的、漫长的、动态的、专业的实践过程，医生为了做出更好的诊断决策需要搜集各阶段不同的信息。图 7.2 概述了乳腺癌的诊断、治疗和预后这些不同的决策阶段。BTCBRsys 可以为诊断决策的三个不同的阶段提供信息和知识支持。第一阶段始于诊断决策开始之前。通过知识管理中心，一个肿瘤学家能够获得，如特征属性、乳腺癌相关的常见知识和方法，为随后的诊断所要做的准备提供必要知识。第二阶段处于要得出最终决策的时候。肿瘤学家通过案例匹配寻求历史知识匹配并得出预测结论。最后一个阶段是在得出结论之后。肿瘤学家可以研究最类似的病例的成功经验，如治疗的替代方案、健康促进建议和护理建议。

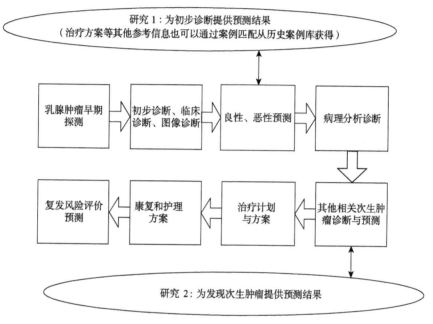

图 7.2　乳腺癌诊断、治疗和预后的不同阶段

7.3　BTCBRsys 系统设计

BTCBRsys 系统设计遵循实用性（与实际乳腺癌诊断决策过程相符）、有用性和易用性的原则。核心组件和交互机制如图 7.3 所示。

历史案例存储在案例库中。案例检索和案例重用子系统用来执行案例匹配和案例重用。默认情况下，与新案例最相似的案例将被重用。这个案例的相关内容将会被复制到新的案例中，但如果需要，医生也可以用概率方式来处理基于多个类似案例的案例重用问题。案例修订子系统用来执行对新案例的修订。案例保留和维护子系统用来对新的案例进行评估，以便做到对案例库的尽可能保持和维护。

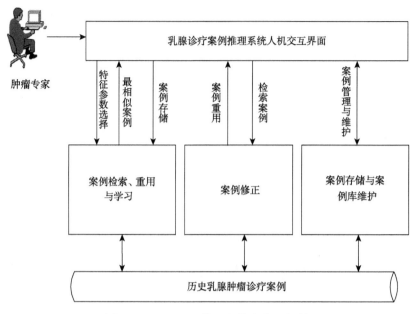

图 7.3　BTCBRsys 核心组件和交互机制

用户与 BTCBRsys 的所有组件之间的沟通是双向的。这种交互涉及信息获取、确认和反馈。决策的用户或团队（肿瘤专家）不但应该确保与案例可行性相关的输入信息的正确性，而且在与 BTCBRsys 的交互中起重要作用。因此，他们应该熟悉 BTCBRsys 的推理过程，并且要知道指导它如何根据实际情况进行知识推理。用户的任务包括：①选取当前诊断病例的特征；②进行案例匹配。如果成功的话，重用最相似的案例，对其进行一些必要的修订以适应当前问题的实际情况；③如果没有成功，分析可能的原因，调整案例检索的参数，再次进行案例匹配；④进一步改进目标案例的替代方案，并由系统完成对最终解决方案的修订。

　　在获得最终的解决方案后，对于确定是否应将这个案例存储到案例库中有一个评估过程。并非所有的新案例都可以被存储到案例库中，只有那些被肿瘤专家认为具有高质量、高价值和高必要性的案例才会将被保留到案例库中。随着时间的推移，病例库会逐渐扩大，CBR 的质量也会不断提高。基于这些想法，设计了 BTCBRsys 的主要功能（图 7.4）。为了给专家提供更好的支持，基于规则、模型和方法的组件，以及一个共同的乳腺癌知识库也都被纳入 BTCBRsys。

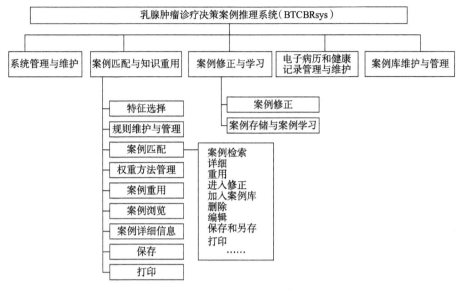

图 7.4　BTCBRsys 的主要功能框架

7.4　BTCBRsys 的案例匹配

在本节中，将详细描述 BTCBRsys 匹配的两个主要组件：WHVDM 基于遗传算法的权重获取方法，WHVDM 可以处理连续和离散属性的测量。

7.4.1　CBR 问题规范

一个问题案例被描述为一组 (x,y) 向量，其中 $x=(x_1,x_2,\cdots,x_n)$ 是特征属性独立变量的一个向量，$y\in Y$，Y 是对应的类的离散变量。一个存储一组已解决的历史案例的案例库中类值是已知的。给定一个新的未解决的目标案例，其中类值是未知的，CBR 的目的是从案例库中检索一组被认为与新案例最为相似的案例并且支持决策者对类值进行预测。在测量一个新的目标案例和一个存储案例之间的距离的属性的相对重要性反映在一个向量的权重 $w=(w_1,w_2,\cdots,w_n)$，其中，$0\leqslant w_i\leqslant 1\,(i=1,2,\cdots,n)$，$\sum_{i=1}^{n}w_i=1$。

属性可以是连续的或离散的。严格地说，存储在计算机中的任何值在某种程度上都是离散的[17]。在线性尺度（如患者的年龄）上测量的一些真正离散的属性通常被视为连续属性，因为它们可以具有许多可能的值，使得每个值可以被非常罕见地观察到[17]。本章研究遵循这个约定并将这些属性视为连续属性。使用离散属性这个术语来指代仅具有少量可能值的标称（或符号）属性或序数属性，并且不是在线性尺度上测量的，诸如具有可能值的肿瘤边界的平滑度"高度平滑"、"中等平滑"和"不平滑"。

7.4.2 距离测量

CBR 的核心是两个案例之间距离的测量。欧氏距离测量法是在各种 CBR 系统距离测量中应用最广泛的[18]。给定新的目标案例 t 和存储案例 r，两种案例之间的欧氏距离定义为

$$\mathrm{EU}(t,r) = \sqrt{\sum_{i=1}^{n} d_i^2(t,r)}, \text{where}$$

$$d_i(t,r) = \mathrm{diff}(x_{t,i}, x_{r,i}),$$

$$\mathrm{diff}(x_{t,i}, x_{r,i}) = x_{t,i} - x_{r,i} \tag{7.1}$$

为了避免测量尺度对距离测度的影响，可以对属性进行标准化[17]。根据属性之间的相对重要性是在 CBR 实际应用中确定权重的最常见的做法。目标案例 t 和存储案例 r 之间的加权欧氏距离定义为

$$\mathrm{WEU}(t,r) = \sqrt{\sum_{i=1}^{n} w_i d_i^2(t,r)} \tag{7.2}$$

欧氏距离是为连续属性定义的，也可以扩展到连续型属性和离散型属性中使用。一个简单但被广泛使用的解决方案是混合欧几里得重叠度量（heterogeneou Euclidean-overlap metric，HEOM），其使用离散属性的重叠度和连续属性的欧氏距离。

$$\mathrm{HEOM}(t,r) = \sqrt{\sum_{i=1}^{n} d_i^2(t,r)}, \text{where}$$

$$d_i(t,r) = \begin{cases} \mathrm{overlapp}(x_{t,i}, x_{r,i}), & \text{if } x_i \text{ is discrete} \\ \mathrm{diff}(x_{t,i}, x_{r,i}), & \text{if } x_i \text{ is continuous} \end{cases}, \tag{7.3}$$

其中，$\mathrm{overlapp}(x_{t,i}, x_{r,i}) = \begin{cases} 0, & \text{if } x_{t,i} = x_{r,i} \\ 1, & \text{otherwise} \end{cases}$；$\mathrm{diff}(x_{t,i}, x_{r,i})$ 和式（7.1）中的一致。

HEOM 在处理离散属性时过于简单[17]。不匹配的离散属性值导致距离最大，而匹配的属性值对距离一点都没用[19]。为了解决这个问题，Stanfill 和 Waltz 提出了价值差异度量（value difference metric，VDM）[20]。目标案例 t 和存储案例 r 的

离散属性之间 x_i 的 VDM 定义为

$$\text{vdm}_i(t,r) = \sum_{a \in Y}\Big[\Pr(y=a \mid x_i = x_{t,i}) - \Pr(y=a \mid x_i = x_{r,i})\Big]^2 \cdot \sqrt{\sum_{a \in Y}\Pr(y=a \mid x_i = x_{t,i})^2}$$

$$（7.4）$$

　　VDM 反映了两个案例之间给定属性值的类的条件概率分布的距离，由反映给定属性值的类的确定性程度给定目标案例的权重。如果两个属性值导致在类上更接近条件概率分布，那么两个案例就会被认为是更接近于一个属性。定义中涉及的条件概率可以根据案例库中的存储案例进行估计。

　　VDM 是为离散属性定义的，并已扩展到处理连续属性。例如，Wilson 和 Martinez 基于 VDM 引入了几个新的度量标准[17]：异构 VDM（HVDM），其类似于 Gower 的相似性度量[21]；插值 VDM（IVDM）和窗口 VDM（WDVM），这是一个类似的但更复杂的 IVDM 版本。IVDM 和 WDVM 扩展成 VDM，以通过将它们离散化来处理连续属性从而估计条件概率[17]。这种离散化不可避免地导致包含在连续属性中的信息丢失。此外，结果会随着连续型属性的离散程度而发生变化。

　　欧氏距离适合于连续型数值距离计算，但不适合离散属性；而 VDM 适用于离散型属性，但不适合连续属性[17]。HVDM 将适用于连续型属性的欧氏距离和适用于离散型属性的 VDM 的简化版本（无加权方案）进行了合成。它与 HEOM 类似，只不过它使用的是 VDM，而不是离散属性上的简单的重叠度量。

$$\text{HVDM}(t,r) = \sqrt{\sum_{i=1}^{n} d_i^2(t,r)} \qquad （7.5）$$

其中，

$$d_i^2(t,r) = \begin{cases} \text{vdm}'(t,r), & \text{if } x_i \text{ is discrete} \\ \text{diff}^2(x_{t,i}, x_{r,i}), & \text{if } x_i \text{ is continuous} \end{cases},$$

$\text{vdm}'(t,r)$ 是式（7.4）中没有加权术语的 $\text{vdm}_i(t,r)$ 和 $\sqrt{\sum\limits_{a \in Y}\Pr(y=a \mid x_i = x_{t,i})^2}$ ；

$\text{diff}(x_{t,i}, x_{r,i})$ 和式（7.1）中的一样。

　　HVDM 的另一个难点是对连续和离散属性这两种不同类型的度量的适当扩展。Wilson 和 Martinez 提出了三种可选的可伸缩性函数，它们都是任意的，并且没有考虑到不同属性的相对重要性[17]。

　　观察到属性加权已被证明是一种有用的机制，并已成为 CBR 中的一种常见做法，在 BTCBRsys 中使用了 WHVDM[12]。当选择适当时，属性上的权重可以同时满足两个目的，不仅反映不同属性的相对重要性，还扩展了度量的两种不同类型（连续的和离散的）。新目标案例 t 和存储案例 r 之间的 WHVDM 定义为

$$\text{WHVDM}(t,r) = \sqrt{\sum_{i=1}^{n} w_i d_i^2(t,r)}$$

其中,

$$d_i^2(t,r) = \begin{cases} \text{vdm}(t,r), & \text{if } x_i \text{ is discrete} \\ \text{diff}^2(x_{t,i}, x_{r,i}), & \text{if } x_i \text{ is continuous} \end{cases} \tag{7.6}$$

$\text{vdm}(t,r)$ 是式(7.4)中原始的带有加权术语的 VDM;$\text{diff}(x_{t,i}, x_{r,i})$ 和式(7.1)中的欧氏距离一样。

该方法可以被看作 KNN 法的拓展。相对于传统的 KNN 法,连续性的因变量保持不变但逻辑变量被延展到所有的离散变量。同时,连续性属性的相似度计算方法基于欧氏距离算法但离散型属性是基于条件概率理论。

7.4.3 基于遗传算法的权重确定

距离度量中的属性权重在 CBR 中起重要作用,并且对案例检索的结果也有很大的影响。好的权重获取方法可以较大幅度提高 CBR 系统获取知识的精度。权重确定的方法可以大体分为两大类:定量方法和定性方法。有关权重获取方法研究的成果较为丰富,近年来在辅助决策领域较有影响的,如 Renauda 等[22]提出的 OWA 算子权重获取法,主要用来解决工业决策领域的权重确定问题。此外,Zou 等[23]研究了物理熵在水质量评估问题中的权重获取的运用思路,其研究的深度尤其是实验的完善方面还有较大的提升空间,否则难以真正推广应用。传统的最近邻算法中,所有特征属性的默认权重都固定为 1,虽然处理起来较为简单,但解释起来却难以被人接受。此外,线性规划方法(linear protigramming)、决策树法等[24, 25]大都面向特定的领域问题,有着较为严格的使用条件限制,难以推广应用到其他问题中。从领域专家得出权重仍然是 CBR 实践和应用中确定权重的常用方法,如常用的德尔菲法,缺点是主观性较大,不同的专家小组可能给出的权重差别较大。然而,在大多数知识工程实践中,从专家处获取的知识常常成为一个瓶颈。像在乳腺癌诊断这种复杂的应用中,很难从专家那得到适当的属性权重,而这些权重有助于提升 CBR 预测结果准确性,从不同专家组获得的权重可能有很大差异。使用 WHVDM 需要动态地获取权重,从领域专家获取权重变得更加困难,只有解决属性权重的自动获取问题,CBR 系统才能更好地在临床实践中应用。

本章研究可采用一种基于学习的方法,使用遗传算法来学习基于样本案例的属性权重。遗传算法是其中一种非常有效的随机搜索方法。群体搜索策略和个体之间的信息交换是遗传算法的两大特点,特别适用于信息量大且复杂的搜索空间。遗传算法一般通过初始化产生表示问题解的初始群体，然后用事先定义的适应度函数评价群体中的每个个体；以后的每一代的个体都按照适应度函数的值进行选择，并且通过遗传算子的进化产生新的适应性更好的群体。通过这种机制，遗传算法可以收敛到全局最优解或次优解。作为自然选择和演化理论指导下的全局优化技术，遗传算法已经在理论和经验上被证明是鲁棒的搜索技术。它基于"适者生存"的原则，即最合适的个体被选择为下一代产生后代[20]，其本质是一种自然选择和人类遗传学机制下的搜索算法[21]。遗传算法已经成功地用于懒惰学习方法、CBR 或整体 CBR 中的权重学习中。

　　一旦确定了个体的染色体编码和适应度度量，就可以使用标准遗传算法来学习 WHVDM 中的权重向量。遗传算法中的每个个体的染色体确定了对属性权重向量的编码。

　　给定参考案例集合 R 和测试案例集合 T（存储的案例库可以拆分成这两个案例集），用最相似的参考案例预测每个测试案例的类别值，并计算预测正确的测试案例的数量。$s(t)$ 表示与测试案例最相似的参考案例，$s(t) = \underset{r \in R}{\arg\min} \text{WHVDM}(t, r)$。正确预测的测试案例的数量是 $\sum_{t \in T} I\left[y_t = y_{s(t)} \right]$，其中，$I$ 是指标功能，即 $I(e) = \begin{cases} 1, & \text{if } e \\ 0, & \text{otherwise} \end{cases}$。

7.5　实验工具开发

　　为了实验需要，开发了相应的程序软件。开发的第一个实验程序软件称为 BC-CBRsys。该系统可以认为是乳腺癌诊断决策支持系统——BTCBRsys 的初始实验版本。在实验中，历史参考案例和测试案例分别存放在不同的文本文件中。BC-CBRsys 的数据存储需要遵循标准的格式。历史参考案例的格式如下：

$$w_{\text{attri}\_1}, w_{\text{attri}\_2}, \cdots, w_{\text{attri}\_k}$$
$$\text{type}_{\text{attri}\_1}, \text{type}_{\text{attri}\_2}, \cdots, \text{type}_{\text{attri}\_k}$$
$$\text{caseID}, \text{value}_{\text{attri}\_1}, \text{value}_{\text{attri}\_2}, \cdots, \text{value}_{\text{attri}\_k}$$

其中，第一行是各个特征属性的权重值。第二行表示特征属性的数值类型，取值为 1 或 0，其中，1 表示属性是连续型的（continuous），0 表示属性是符号型的（symbolic）。再往下面的数据即参考案例数据，其中第一列为案例 ID，案例数据属性值之间通过逗号分隔。与历史案例数据文件不同的是，测试数据文件里没有前面两行的权重值设定和特征属性类型设定，只有测试数据。使用 Visual C++

作为开发工具，将提出的案例检索算法融合到 BC-CBRsys 系统并实现了案例检索算法的实验程序。可以在输入区域通过"open history file"和"open new case file"按钮分别载入历史参考数据和测试数据。当测试完成后，案例匹配的结果，包括准确性、特异性和敏感性等统计量可以显示在输出区域。为便于比较本书研究所提出的方法与其他几种常见案例检索算法的差异，也用 Visual C++实现了这些算法的程序以便于开展对比实验。

7.6　实验及结果

7.6.1　数据属性

第一项研究的目的是为肿瘤学家减少不必要的乳腺活检。目前，用于诊断乳腺癌的唯一确定方法是具有乳房活检的病理诊断。活检包括去除的组织或细胞用于显微镜检查，活检样本可以从症状区域或从用乳腺成像识别的区域获得。然而，70%~85%的乳腺活检都是对良性病变进行的研究[22]。乳房活检是所有检查中最具创伤性的检查，进行乳腺活检的许多女性都遭受了不适、疼痛、高焦虑、潜在的并发症、钱财的消耗以及化妆品的修饰[23]，所以为患者减少良性活检的数量是非常必要的。作者花了七个多月时间从一家大型医院收集数据。数据集包含从临床初步及定期的检查中获得的 10 个特征属性：年龄、位置、节点、密度、清晰度、面积、调节、边界平滑度、乳头以及家族史（表 7.1）。大多数属性表征症状和迹象来自肿瘤学家的临床检查。对乳腺癌的严重性的预测类型包括：良性（阴性）或恶性（阳性）。在该数据集中共有 300 个案例，其中有 164 个（54.67%）良性病例和 136 个（45.33%）恶性病例。通过使用 CBR 系统从病例库中检索，肿瘤学家可以获得有价值的知识，并对决定患者是否需要进一步检查和是否需要活检来用于病理分析提供了强大的支持。

表 7.1　在第一项研究中使用的属性

特征属性	类型	描述
年龄	连续	病人的年龄
位置	离散	病人肿块的位置
节点	连续	转移淋巴结的数量
密度	离散	病人肿块的密度
清晰度	离散	病人肿块边际的清晰度
面积	连续	病人肿块的面积
调节	离散	对病人肿块边界的调节

特征属性	类型	描述
边界平滑度	离散	病人肿块表面的光滑度
乳头	离散	乳房肿瘤患者是否有乳头溢液
家族史	离散	患者是否有乳腺癌家族史

第二项研究涉及预测乳腺癌患者是否也有继发性癌症。作者从两家医院收集了数据。所有数据都与乳腺癌的确诊病例相关联。数据集包含 9 个特征属性：年龄、肿块大小、数量的节点、组织学分级、ER 百分比、PR 百分比、癌症类型、PR 状态以及绝经状态（表 7.2）。除了 9 个特征属性，该数据集还包括一个分类属性：无继发性癌症（阴性）和其他继发性癌症（阳性）。数据集包括关于乳腺癌患者的 201 个案例，其中有 86 例（42.78%）阴性患者和 115 例（57.22%）阳性患者。基于这些情况组织了一个案例库。肿瘤学家可以使用 CBR 系统获得有用的信息以支持决定是否需要进一步检查乳腺癌患者。例如，对于具有 ILC 的患者，医生可以基于相似案例的知识发现来预测他是否存在继发性癌症以及是否需要进一步的检查，这样可以减少没有继发性癌症患者的那些不必要的检查。

表 7.2　在第二项研究中使用的属性

特征属性	类型	描述
年龄	连续	病人的年龄
肿块大小	连续	肿块/病变的大小。肿块大小越大，疾病侵袭性越强，治疗越激进
数量的节点	连续	含有癌细胞的淋巴结数量
组织学分级	离散	根据组织学偏离正常程度测量肿瘤的侵袭性
ER 百分比	连续	用于确定癌症是否对激素治疗敏感
PR 百分比	连续	测量积极性的强度并指出对内分泌治疗的反应概率
癌症类型	离散	提供诊断并指出预后和治疗方法
PR 状态	离散	测量受体对激素的量，从而测量肿瘤细胞对孕酮的敏感性，使肿瘤生长
绝经状态	离散	这来自病史。这些值是绝经前后的，它与患者的激素状态有关，有助于评估风险并决定治疗

值得一提的是，两项研究中的案例库不仅包括表 7.1 和表 7.2 中所列的信息，还有附加的补充或后续信息，如证明的诊断、治疗的替代计划、手术报告、医生的建议、护理建议以及健康促进建议等。尽管在预测性能测试中没有使用其他数据，但它们确实为医生的决策提供了更为详细有用的信息。这是 CBR 相对于其他分类方法的优势，不但可以提供预测结果，而且还有更多类似案例的详细信息。

BTCBRsys 为医生提供类似的历史病例，供他们参考但不为他们做出任何决定，无论它对预测结果有多么确定。因为误诊的后果将是严重的（没有发现一个真正的乳腺癌患者的病情可能会使患者致死），医生决不能将他的决策责任委托给系统。一般来说，当医生通过病例匹配获得最相似的病例时，他们会对这些病例进行仔细研究。他们将检查所有相关信息，而不仅是分类结果，如特征的差异、医生的诊断结论报告、治疗计划或医生在匹配病例中使用的替代方案等。如有必要的话，有时候医生也会做一个咨询来讨论案例匹配结果。基于所有相关信息，医生将对新乳腺癌患者做出诊断和预测的初步决定。此外，由于匹配的病例携带与治疗计划、相关替代方案、生存期、复发、康复规划和护理替代方案相关的附加信息，当医生对治疗、康复、护理和预后（如生存预测和复发预测）的替代方案做决策时，通常也会使用这些病例作为参考。

7.6.2 评价统计量选择

相比于标准的 CBR 和具有信息加权方案的 CBR，实验集中于评估 BTCBRsys 的预测性能。因此将 WHVDM 与使用遗传算法学习的属性权重（表示为 WHVDM-GA）和以下几种方法进行比较：没有属性加权的欧氏距离（即所有属性被赋予相等权重）（表示为 Euclidean）、具有使用 Delphi 方法从专家引出的属性权重的加权欧氏距离（表示为 WE-Expert）、基于信息熵的具有加权方案的灰色 CBR（表示为 GCBR-IE[24]）、具有使用 Delphi 方法从专家引出的属性权重的 WHVDM（表示为 WHVDM-Expert）以及具有基于信息熵的带有属性权重的 WHVDM（表示为 WHVDM-IE）。在 KNN 检索方法被使用之前，所有连续型属性都已被标准化（零均值和单位标准偏差）。

为了鲁棒性，使用三个标准来衡量预测结果的性能：准确度（即正确预测的比例）、灵敏度×特异性和 F 值。其中，灵敏度×特异性是一对测量的乘积，灵敏度（也称为真阳性率）和特异性（也称为真阴性率），其广泛用于医疗领域诊断；F 值是一组测量的调和平均值；准确度（也称为正预测值）和召回率（与灵敏度相同），其广泛应用于信息领域检索[25]。

TP、TN、FP 和 FN 分别表示真阳性（命中）的数目、真阴性的数目、假阳性的数量（虚警概率）和假阴性的数量（漏警概率）。性能测量定义如下。

$$\text{Accuracy} = \frac{\text{TP} + \text{TN}}{\text{TP} + \text{TN} + \text{FP} + \text{FN}}$$

$$\text{Precision} = \frac{\text{TP}}{\text{TP} + \text{FP}}$$

$$\text{recall} = \text{Sensitivity} = \frac{\text{TP}}{\text{TP} + \text{FN}}$$

$$\text{Specificity} = \frac{\text{TN}}{\text{TN} + \text{FP}}$$

$$F = \frac{2 \times \text{Precision} \times \text{Recall}}{\text{Precision} + \text{Recall}}$$

使用具有五次迭代的重复随机二次抽样法来验证评估这些方法。在每个研究中，把病例随机地分成一个参考集和一个测试集。随机选择三分之二的案例作为参考案例，另外测试三分之一病例的预测性能。在第一项研究中，随机选择了200 例（109 例良性病例和 91 例恶性病例）作为参考集，其他 100 例（55 例良性病例和 45 例恶性肿瘤）留在测试集中。在第二项研究中，随机选择了 135 例（77 例继发性癌症和 58 例无继发性癌症）作为参考集，其余 66 例（38 例继发性癌症和 28 例无继发性癌症）留在测试集中。重复这种性能估计程序五次，在五次迭代中具有独立随机拆分。所有性能后面提供的结果是五次迭代的平均值。

7.6.3　基于 Delphi 法的权重获取

Delphi 法也是 CBR 应用权重获取的常见方法。在乳腺癌诊断的领域中，对各种不同的属性的相对重要性进行量化，对经验丰富的肿瘤学家来说也是很困难的。有些专家权重法需要专家之间面对面交流讨论，难以准确、客观地获取权重。Delphi 不需要专家之间的直接互动，它通过专家对一个复杂问题的迭代程序，让其反复根据同行的集体意见修改他们自己的意见来达成共识。

在 Delphi 项目中，小组成员的选择至关重要。在本章研究中，对有资格担任小组成员的人员有以下要求：①具有广泛的专业背景和乳腺癌知识；②在乳腺癌的早期检测、诊断、预后和治疗方面有丰富的工作经验；③在乳腺癌的临床诊断和治疗决策中具有高度权威。

在第一项研究中，召集了一个由八位肿瘤专家参加的 Delphi 项目的小组。其中六位专家来自研究所在的医院，另外两位来自华东的另一家大医院。

按照 Delphi 的标准流程，请专家对 10 个决定着病人是否需要做活检的属性的相对重要性（表7.1）进行评分。在每轮专家评估之后，计算专家的平均权重，并使用Kendall 的一致性系数测试（Kendall's W）来评估专家之间的共识程度，这是一种对相关性的非参数测量。Kendall's W 是对 Friedman 检验的统计量的标准化，可用于评估评判者之间的一致程度。它的范围从 0（完全不一致）到 1（完全一致）。W 的中间值表示各种反应之间一致性更大或更小的程度[26, 27]。如果需要的话，执行另一轮，将平均权重发送给专家，并请专家根据平均值对他们的评级进一步审议，并根据他们的需要修改他们的评级。三轮之后，达到令人满意的共识程度（Kendall's W=0.79，$p<0.001$），Delphi 项目执行完毕。随后会将最后一轮的平均权重用于实验中。

在第二项研究中进行了一个类似的 Delphi 项目，引出了 9 个预测乳腺癌患者是否可能有其他继发性癌症的属性（表 7.2）的权重[28, 29]。该小组由两位来自医学院的肿瘤领域的有名专家和六位高级肿瘤学家组成[30]。严格遵循 Delphi 的标准流程并经过了三轮的意见提供和修订，在八位专家之间达成了令人满意的共识（Kendall's W=0.72，$p<0.001$）。

使用 Delphi 方法对两项研究引出的属性权重如下。

对于第一项研究：（0.052 1、0.052 1、0.139 1、0.113 0、0.118 4、0.058 7、0.116 3、0.122 8、0.136 9、0.090 2）。

对于第二项研究：（0.041 0、0.055 0、0.082 3、0.132 9、0.145 1、0.164 8、0.137 1、0.112 3、0.127 5）。

7.6.4 使用遗传算法的属性权重学习

使用具有典型参数设置的标准遗传算法[31]。每个个体代表一个可能的属性权重向量。每个个体的适应度就是预测的准确性，如前所述。使用交叉验证来评估预测的准确性，种群规模是 20，初始种群是随机产生的。父代的选择中使用轮盘赌选择法，在后代产生中使用具有离散重组的交叉操作，交叉率为 80%。对于每个基因随机和独立地选择交叉点，变异率为 5%。以均匀的方式进行突变，其中范围被定为[0, 1]，并把它设置为当前位置的新值[9]。使用精英主义（每一代中最优秀的个体被保留），在 2 000 代后或如果对于 20 个连续世代没有改善，进化将被终止。

通过学习遗传算法得到的两项研究的属性权重如下。

对于第一项研究：（0.000 3、0.000 1、0.163 7、0.210 5、0.000 0、0.020 9、0.060 0、0.290 7、0.214 8、0.038 9）。

对于第二项研究：（0.000 1、0.000 1、0.000 0、0.126 3、0.094 2、0.457 6、0.000 1、0.152 6、0.169 0）。

从专家引出的权重与学习遗传算法得到的权重是高度相关的。通过 SPSS 对两组权重数据分析可知，在第一项研究中两者相关度为 0.70，在第二项研究中两者相关度为 0.67。然而，专家在表达他们的意见时更加保守并且他们的权重间差异很小，利用 SPSS 对两组权重数据分析可知，在第一项研究中，专家组权重的标准差为 0.03，遗传算法组为 0.11；第二项研究中专家组权重标准差为 0.04，遗传算法组权重标准差为 0.15。

7.6.5 实验结果

表 7.3 是第一项研究的结果，三项性能测量的结果是一致的。在每项性能测

量方面，BTCBRsys（即 WHVDM-GA）表现优于其余五条基准。使用专家提供的权重的属性加权改善了欧氏距离的预测性能。信息熵加权（GCBR-IE）进一步提高了预测性能[9]，WHVDM 距离优于欧氏距离、具有专家提供的属性权重的欧氏距离以及 GCBR-IE。最后，属性权重学习的遗传算法进一步提高了性能，WHVDM 和遗传算法都有助于性能的改进[32, 33]。

表 7.3　第一项研究的结果

方法	准确度	灵敏度×特异性	F 值
Euclidean	0.800（0.022）***	0.622（0.050）***	0.770（0.036）***
WE-Expert	0.800（0.024）***	0.634（0.058）***	0.778（0.048）***
GCBR-IE	0.848（0.022）***	0.713（0.042）***	0.828（0.029）***
WHVDM-Expert	0.884（0.049）*	0.810（0.036）**	0.890（0.022）**
WHVDM-IE	0.902（0.011）***	0.811（0.022）***	0.887（0.018）***
WHVDM-GA	0.938（0.011）	0.883（0.022）	0.933（0.012）

*、**和***分别表示基于 t 检验在 0.1、0.05 和 0.01 水平 WHVDM-GA 优于该方法的程度
注：括号中为标准差

表 7.4 是第二项研究的结果。在每个具体指标方面，BTCBRsys（即 WHVDM-GA）的表现优于其余五个基准。在本章研究中，添加使用专家提供的权重对欧氏距离的加权实际上降低了预测性能，突出了在这种复杂的应用中对属性适当加权的困难，甚至对肿瘤专家来说也是困难的。带有专家提供的属性权重的WHVDM 距离优于欧氏距离，但性能仍然比 GCBR-IE 差。最后，遗传算法的属性权重学习进一步提高了性能，并产生了比 GCBR-IE 更好的性能。WHVDM 和遗传算法都同样有助于性能的提高。

表 7.4　第二项研究的结果

Setting	准确度	灵敏度×特异性	F 值
Euclidean	0.827（0.042）***	0.684（0.084）**	0.846（0.032）***
WE-Expert	0.809（0.025）***	0.642（0.045）***	0.826（0.023）***
GCBR-IE	0.887（0.021）**	0.782（0.039）*	0.903（0.017）**
WHVDM-Expert	0.875（0.029）**	0.767（0.059）*	0.890（0.024）**
WHVDM-IE	0.884（0.031）*	0.780（0.056）	0.899（0.028）*
WHVDM-GA	0.927（0.013）	0.842（0.022）	0.939（0.011）

*、**和***分别表示基于 t 检验在 0.1、0.05 和 0.01 水平 WHVDM-GA 优于该方法的程度
注：括号中为标准差

两项研究的 ROC 曲线分别如图 7.5、图 7.6 所示。在第一项研究中，Euclidean、WE-Expert、GCBR-IE、WHVDM-Expert、WHVDM-IE 以及 WHVDM-GA 的欧氏距

离在 ROC 曲线下方的面积分别为 0.666、0.704、0.774、0.888、0.904 和 0.984，在第二项研究中分别为 0.707、0.774、0.851、0.868、0.922 和 0.989。这也表明，BTCBRsys（即 WHVDM-GA）的性能优于其余五个基准。

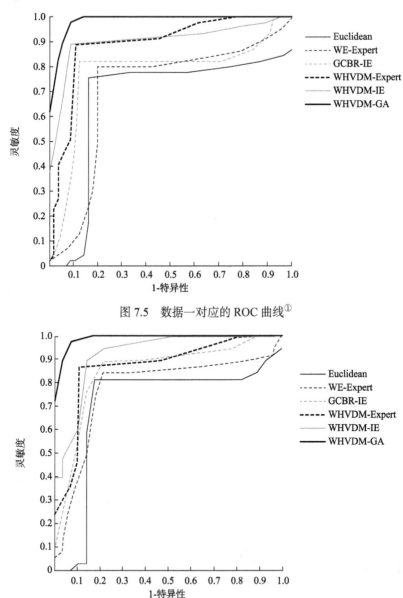

图 7.5 数据一对应的 ROC 曲线①

图 7.6 数据二对应的 ROC 曲线

7.6.6　与常用分类方法的比较

虽然 CBR 相对于其他分类方法的主要优势不一定在于预测性能，而是能够将相似的历史案例返回给医生的决策制定中。具体而言，在 Weka 机器学习工具包中将 CBR 与 RBF 神经网络、CART 决策树、logistic 回归和 NaïveBayes 进行了比较。这些是广泛使用的分类方法，并且是不同类型方法的代表。

使用相同的三个度量指标：准确度、F 值和灵敏度×特异性，用于性能估计的方法与 CBR 的方法一致[34]。表 7.5 和表 7.6 是比较结果，用于两项研究的不同方法的 ROC 曲线如图 7.7 和图 7.8 所示。第一项研究中的 Naive Bayes、Logistic Regression、CART、RBF network 和 CBR（WHVDM-GA）的 AUC（area under the curve，曲线下面积）分别是 0.739、0.802、0.760、0.903 和 0.984，在第二项研究中分别为 0.762、0.814、0.887、0.806 和 0.989。在两项研究中，CBR（WHVDM-GA）在每个指标方面都优于其余四种分类方法。

表 7.5　与其他分类方法的比较（基于数据一）

方法	准确度	灵敏度×特异性	F 值
CBR（WHVDM-GA）	0.938（0.011）	0.883（0.022）	0.933（0.012）
RBF network	0.906（0.005）***	0.821（0.011）***	0.898（0.010）***
CART	0.772（0.011）***	0.633（0.077）***	0.736（0.079）***
Logistic Regression	0.850（0.008）***	0.706（0.017）***	0.825（0.012）***
Naive Bayes	0.852（0.029）***	0.704（0.058）***	0.821（0.038）***

***表示 WHVDM-GA 的性能优势在基于 t 测试的 0.01 水平上具有显著的统计学意义
注：括号中为标准差

表 7.6　与其他分类方法的比较（基于数据二）

方法	准确度	灵敏度×特异性	F 值
CBR（WHVDM-GA）	0.927（0.013）	0.842（0.022）	0.939（0.011）
RBF network	0.779（0.026）***	0.606（0.033）***	0.801（0.029）***
CART	0.838（0.037）***	0.713（0.059）***	0.847（0.039）***
Logistic Regression	0.808（0.037）***	0.649（0.059）***	0.831（0.035）***
Naive Bayes	0.808（0.018）***	0.656（0.030）***	0.827（0.017）***

***表示 WHVDM-GA 的性能优势在基于 t 测试的 0.01 水平上具有显著的统计学意义
注：括号中为标准差

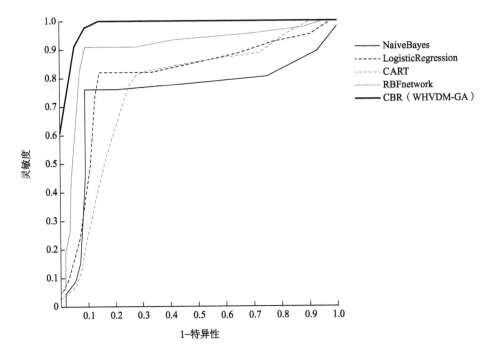

图 7.7　第一项研究的 ROC 曲线

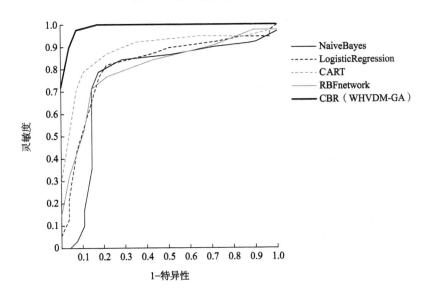

图 7.8　第二项研究的 ROC 曲线

7.7 本 章 小 结

本章介绍了一种融合 WHVDM 和遗传算法、用于乳腺肿瘤临床辅助决策的 CBR 系统。基于两个实际数据评价，该系统具有较好的预测精度。该系统可以用于支持肿瘤早期诊断和继发性疾病预测。通过后期用户评价调查发现，大多数使用者赞同该系统在提高医疗服务质量、节省医疗资源和提高肿瘤医生专业化水平上具有重要作用，所有使用者都表达了继续使用该系统的意愿。未来的工作应着重于通过进一步的算法优化来进一步提高系统的精度，同时做好进一步的优化设计提高系统的易用性、舒适度和改善用户体验。

参 考 文 献

[1] Bichindaritz I, Marling C. Case-based reasoning in the health sciences: what's next? Artificial Intelligence in Medicine, 2006, 36 (2): 127-135.

[2] Ayer T, Chhatwal J, Alagoz O. Informatics in radiology: comparison of logistic regression and artificial neural network models in breast cancer risk estimation. Radio Graphics, 2010, 30 (1): 13-22.

[3] Hung M S, Shanker M, Hu M Y. Estimating breast cancer risks using neural networks. Journal of the Operational Research Society, 2002, 53 (2): 222-231.

[4] Mangasarian O L, Street W N, Wolberg W H. Breast cancer diagnosis and prognosis via linear programming. Operations Research, 1995, 43 (4): 570-577.

[5] Fan L, Strasser-Weippl K, Li J J, et al. Breast cancer in China. Lancet Oncology, 2014, 15 (7): 279-289.

[6] Yarnold J. Early and locally advanced breast cancer: diagnosis and treatment national institute for health and clinical excellence guideline 2009. Clinical Oncology, 2009, 21 (3): 159-160.

[7] Houssami N, Ciatto S, Martinelli F, et al. Early detection of second breast cancers improves prognosis in breast cancer survivors. Annals of Oncology, 2009, 20 (9): 1505-1510.

[8] West D, Mangiameli P, Rampal R, et al. Ensemble strategies for a medical diagnostic decision support system: a breast cancer diagnosis application. European Journal of Operational Research, 2005, 162 (2): 532-551.

[9] Xing G, Ding J, Chai T, et al. Hybrid intelligent parameter estimation based on grey case-based

reasoning for laminar cooling process. Engineering Applications of Artificial Intelligence, 2012, 25（2）：418-429.

[10] Gu D, Liang C, Zhao H. A case-based reasoning system based on weighted heterogeneous value distance metric for breast cancer diagnosis. Artificial Intelligence in Medicine, 2017, 77：31-47.

[11] Cunningham P. A taxonomy of similarity mechanisms for case-based reasoning. IEEE Transactions on Knowledge and Data Engineering, 2009, 21（11）：1532-1543.

[12] Varpa K, Iltanen K, Juhola M. Genetic algorithm based approach in attribute weighting for a medical data set. Journal of Computational Medicine, 2014：1-11.

[13] Beddoe G, Petrovic S. Selecting and weighting features using a genetic algorithm in a case-based reasoning approach to personnel rostering. European Journal of Operational Research, 2006, 175（2）：649-671.

[14] Hüllermeier E, Minor M. Case-based reasoning research and development: proceedings of 23rd International Conference. International Conference on Case-based Reasoning, 2015.

[15] Aamodt A, Plaza E. Case-based reasoning: foundational issues, methodological variations, and system approaches. AI Communications, 1994, 7（1）：39-59.

[16] National comprehensive cancer network. NCCN clinical practice guidelines in oncologyc（NCCN Guidelions®）, www.thymic. org/nov2015/nccn2015.pdf, 2015.

[17] Wilson D R, Martinez T R. Improved heterogeneous distance functions. Journal of Artificial Intelligence Research, 1997,（6）：1-34.

[18] Gu D X, Liang C Y, Li X G, et al. Intelligent technique for knowledge reuse of dental medical records based on case-based reasoning. Journal of Medical Systems, 2010, 34（2）：213-222.

[19] McCane B, Albert M. Distance functions for categorical and mixed variables. Pattern Recognition Letters, 2008, 29（7）：986-993.

[20] Stanfill C, Waltz D. Toward memory-based reasoning. Communications of the ACM, 1986, 29（12）：1213-1228.

[21] Gower J C. A general coefficient of similarity and some of its properties. Biometrics, 1971, 27（4）：857-874.

[22] Renauda J, Levratb E, Fonteixc C. Weights determination of OWA operators by parametric identification. Mathematics and Computers in Simulation, 2008, 77（5~6）：499-511.

[23] Zou Z H, Yi Y, Sun J N. Entropy method for determination of weight of evaluating indicators in fuzzy synthetic evaluation for water quahty assessment. Journal Environmentel Sciences, 2008, 18（5）：1020-1023.

[24] Park C S, Han I. A case-based reasoning with the feature weights derived by analytic hierarchy process for bankruptcy prediction. Expert Systems with Applications, 2002, 23（3）：

255-264.

[25] Dogan S Z, Arditi D, Günaydin H M. Using decision trees for determining attribute weights in a case-based model of early cost prediction. Journal of Construction Engineering and Management, 2008, 134 (2): 146-152.

[26] Fidelis M V, Lopes H S, Freitas A A. Discovering comprehensible classification rules with a genetic algorithm. Proceedings of the 2000 Congress on Evolutionary Computation, 2000, 1: 805-810.

[27] Goldberg D E. Genetic Algorithms in Search, Optimization and Machine Learning. New York: Addison-Wesley, 1989.

[28] Bilska-Wolak A O, Floyd C E, Jr. Development and evaluation of a case-based reasoning classifier for prediction of breast biopsy outcome with BI-RADS™ lexicon. Medical Physics, 2002, 29 (9): 2090-2100.

[29] Dixon J M, John T G. Morbidity after breast biopsy for benign disease in a screened population. Lancet, 1992, 339 (8785): 128.

[30] Gu D X, Liang C Y, Kim K S, et al. Which is more reliable, expert experience or information itself? Weight scheme of complex cases for health management decision making. International Journal of Information Technology&Decision Making, 2015, 14 (3): 597-620.

[31] Mellios C, Six P, Lai A N. Dynamic speculation and hedging in commodity futures markets with a stochastic convenience yield. European Journal of Operational Research, 2015, 250 (2): 493-504.

[32] Sexton R S, Dorsey R E. Reliable classification using neural networks: a genetic algorithm and backpropagation comparison. Decision Support Systems, 2000, 30 (1): 11-22.

[33] Zhang Z, Zhang H, Bast R C, Jr. An application of artificial neural networks in ovarian cancer early detection. Ieee-Inns-Enns International Joint Conference on Neural Networks. IEEE Computer Society, 2000.

[34] Venkatesh V, Speier C, Morris M G. User acceptance enablers in individual decision making about technology: toward an integrated model. Decision Sciences, 2002, 33 (2): 297-316.

第8章 考虑标注信息的医疗案例知识发现

8.1 CBR 系统与智慧医院建设

随着信息技术的快速发展，医院信息化建设的不断加强，医疗组织的整体信息化水平已产生了非常明显的进步。一方面，医疗信息资源的管理模式正在不断变革，逐渐由传统的档案化、人工管理方式向数字化、机器管理转变，极大地降低了医疗组织管理的人力成本、资金成本以及管理成本；另一方面，医务人员的工作模式、诊疗模式也在进行不断的变革。首先，对于普通的医护工作人员而言，以前患者的临床诊断、用药以及病情跟踪等大都是以纸质化记录、查询为主，而现在则是开始不断地利用信息化终端设备对患者的各方面情况进行监测与查询。其次，对于医疗服务机构而言，当前的诊疗模式存在两方面问题，即少量资深医生无法满足大量患者需求，以及大量乡镇医生在进行诊疗决策时非常缺乏经验。优质医疗资源分布的不均衡直接导致了大医院人满为患，小医院就诊者数量不足的局面，在一定程度上造成了医疗资源的最大效益没有充分发挥和老百姓"看病难"，增加了看病成本。

随着医疗信息化的进一步深入，全国各个省、市正在加快推进智慧医疗和智慧医院建设。智慧医疗和智慧医院建设的一个核心是建设基于人工智能的临床决策支持系统。无论是资深医生还是普通医生、三甲医院的医生还是普通医院的医生、城市医生还是乡镇医生，均可借助于诸如 CBR 系统这样的人工智能技术，对患者进行诊疗决策。通过 CBR 系统的辅助诊断技术，可以减少资深医生的投入精力，提升普通医生诊疗决策的科学性。从管理学的角度而言，CBR 系统之类的人工智能平台的应用，也具有很大的管理决策意义，不仅能够为诊疗医生提供科学的决策依据，还能在一定程度上降低由于错诊、误诊导致的各方面管理成本[1, 2]。同时，CBR 系统还可以构建集成信息收集、处理、分析与服务的云服务平台，为医疗案例信息资源的管理提供一种新的管理模式，提升医疗信息资源的利用水平。

8.2　CBR 系统中标注类案例信息的价值

近年来，随着人类疾病需求的不断增加，以及所患疾病具有复杂度、多样性、动态演化性等特点，使得诊疗决策环境发生了很大的变化，复杂的决策环境为医务人员的诊断与治疗带来了很大的困难，极大地提升了诊疗决策的难度[3]。在目前大数据与复杂多变的决策环境下，CBR 方法在医疗决策管理中的应用依然具有很大的价值，且还有很多的研究问题需要进一步的探究。疾病自身特点、历史案例内部属性以及外部决策信息，寻找到精确的历史案例信息是目前 CBR 和智能决策领域中的一个难题[4]。随着大数据时代的全面到来，大规模医疗健康数据资源中难免会充斥着一些低质量的案例信息。这些低质量案例信息的存在不仅无助于案例检索精度的提升，还可能会降低诊疗决策结果的正确性，造成不可估量的损失。因此，需要对医疗案例信息资源进行维护与管理，尽量剔除这些劣质案例。在方法论层面，疾病的复杂度、多样性以及动态演化性，仅考虑传统有限特征属性信息的知识发现方法越来越难以获得符合人们期待的结果。为了获得更加准确的结果，有必要在 CBR 过程中考虑更多有价值的案例信息。

考虑更多传统案例特征属性之外的非语言信息（如标注类信息）有助于提高医疗健康知识获取的质量。标注类信息主要是指案例来源的权威性与医生对案例的评价。一方面，历史案例的属性变量均是与患者及其疾病直接相关的特征信息，全部来自患者；而权威性信息、评价信息等则属于外部属性，与患者案例间接相关，主要来自医疗机构与医生。综合考虑内部属性与外部属性将会对相似案例检索结果的推荐排序产生影响，进而对医疗最终的诊疗决策产生影响。另一方面，案例来源的权威性与医生对案例的评价信息均影响 CBR 的结果，因而可以作为案例有用性评价的依据。同时，对已有案例及新案例进行评价，也可以不断地剔除过时案例以及劣质案例，在一定程度上能够保证医疗健康决策案例的质量，达到对案例资源进行维护与管理的目的。

基于上述分析，本章研究的主要目的可概况为以下两点：①验证改进 CBR 流程对慢病数据分类的有效性。本章研究基于对已有 CBR 研究进行分析总结，提出集成角度与距离的相似度计算方法，并利用 *F*-Score 与 SVM 相结合的方法进行特征属性选择，以及利用遗传算法进行特征属性的权重获取[5]，最后，本章研究需要通过对比实验结果对该方法的有效性进行验证分析。②探索标注类属性引入对案例信息集结、案例库维护以及医院诊疗决策结果的影响与意义。考虑标注类属性信息（来源权威性与医生评价信息）是本章研究提出的一个创新设想，因此，本章研究的另外一个目的在于验证这一设想提出的有效性，主要从实验的角度明确综合考虑外部标注类特征属性与案例内部特征属性对相似案例检索结果推荐排序的影响，并从理论的角度，详细阐述其对于医院诊疗决策、案例库维护的现实意义与价值。

本章研究的意义主要在于：①为基于 CBR 的推荐系统增加了一种相似案例推荐排序方式。案例来源权威性与医生案例评价信息的引入，是一种优先级的思想，相当于在相似案例的检索结果中，增加了优质案例的留存权重，已有案例检索方法在进行相似案例匹配时，主要以多数原则的方法进行案例的选择，并以相似度的高低对案例进行排序，而本章研究融入标注类属性的影响，使得相似案例的评价指标更加全面，类似于一种"综合指标排序"方法，不仅考虑了案例内部属性的客观计算结果，也考虑了外部标注类特征属性的主观评价信息，该种排序方式更加全面且合理。②使得医院最终的诊疗决策建议更加科学合理。由上述分析可知，标注类属性的引入是将医生的主观经验和案例的权威影响融入诊疗决策的判断信息中，相对于以前的诊疗决策方法[6]，考虑医生的主观经验知识与案例的权威影响能够确保医生最终的诊疗决策结果更为的科学合理。③能够有效改善案例库的整体质量。基于"优胜劣汰"的原则，对于权威性低、评价差的历史案例，会逐渐地从历史案例库中"淘汰"出去，进而达到提升案例库整体质量、案例信息资源维护与管理的目的。④拓宽 CBR 方法与医疗决策管理研究的思路。已有研究没有考虑标注类属性的案例信息集结与案例知识发现，本章研究对新属性的提出以及跨学科支撑理论的引入可能是未来基于 CBR 系统进行知识管理的一个新方向。

本章研究通过考虑更多的属性变量，研究评价有用性理论、非语言信息理论以及探索标注类信息对相似案例检索结果和诊疗决策的影响。此外，通过引入案例外部属性特征，作为一种留存评估指标对新案例进行多方面的综合评价，逐渐排除低质量的历史案例，进而提高案例库的整体质量，为更有效地进行医疗健康案例信息资源维护与管理提供新思路。

8.3　CBR 系统中的评价有用性

评价有用性的概念主要来自电子商务领域的研究中，由于评论信息主要是在互联网电商平台上进行发布与传播，因此也常被称为在线评论的有用性，它主要是指当用户在电子商务平台上进行交易决策时，对其他在线用户关于商品或服务的口碑评价的感知有用性。近年来，由于互联网 Web2.0 时代的快速发展，电子商务平台、网站的不断兴起，互联网在线用户自主生成的网络口碑（online word-of-mouth）逐渐成为消费者在线进行商品或服务交易决策时的重要信息来源[7]，其中，在线评论（online review）作为网络口碑的一种重要的表现形式，主要是指潜在或直接消费者在电子商务平台和第三方论坛等上发布的与商品、服务有关的正面、负面观点[8]，研究表明，用户的在线评论对于消费者最终做出网络交易决策具有非常重要的意义[9]，特别是积极、正面的在线评论能够促进产品与服务的销售，且能够为商业组织带来显著的经济收益，提高商业个体、组织的声誉与影响力；而消极、负面的在线用户评论则可能会严重影响产品、服务的名誉，降低其销售量；据有关市场研究公司调查数据显示，超过四分之三的消费者在进行交易前，都会综合参考其他的在线消费者的评论意见。

在大数据时代，各方面信息严重过载的环境下，有价值的评价信息在一定程度上能够帮助消费者极大地减少交易决策时的不确定性，甚至会提高消费者对网站或平台的感知有用性与用户黏性，而研究评论的有用性也具有非常重要的价值与意义。目前，在电子商务领域中，在线评价的有用性已有了比较成熟的发展，研究类型主要集中在以下两个方面：

第一，研究不同的评论数据来源。这一类的研究主要探索不同网站或平台的在线用户评论的有用性，Kim 和 Seo[10]以韩国三个网站（LGeShop、Hyundai Securities、KTF）中数码相机、MP3 播放器的用户在线评论数据为研究对象，从评价结构、语句句法、语义特征以及产品的星级打分等方面，探索其与在线评价有用性之间的关系；郝媛媛等[11]基于 Yahoo! Movies 网站上 14 部电影的 1 686 条在线影评数据，从文本特征角度出发，探索了体验型商品在线评论有用性的影响因素，并基于此构建在线评论有用性影响模型，且验证了该模型的有效性；Mudambi 和 Schuff[9]、严建援等[7]、廖成林等[12]则以京东商城、亚马逊、当当网平台的商品在线评论数据为研究对象，从实证分析的角度出发，探索了电子商务平台中在线评论有用性的影响因素；Yin 等[13]从 Yahoo 网站收集了销售者的在线评论数据，从情绪语言的视角出发，分析了含有焦虑、生气等基本情绪的在线评论内容对用户感知有用性的影响，并阐述了人类基本情绪对于在线口碑的重要性；于丽萍等[8]以高校学生、部分毕业人群为研究对象，利用问卷调查数据，研究考察了在线用户评论对消费者网络购买意愿的影响。

第二，运用不同的方法探索在线评论的各方面特征。在该领域的研究中，这一类的研究居多，主要是利用实证分析、文本挖掘等方法，从评论数据的多个属性特征视角出发，研究在线评价有用性的影响因素，郝媛媛等[11]以体验型商品——电影与在线评论数据为研究对象，利用文本挖掘、回归分析的方法，从评论内容的情感表达、观点表现形式、评论标题等几个方面的文本特征出发，探索了评论有用性与文本特征因素之间的关系；廖成林等、严建援等[7, 12]以亚马逊、京东、当当网的商品评论数据为研究对象，通过构建回归分析模型，验证了评论等级、评论者排名、评论深度、购买经验以及商品品牌等特征与在线评论有用性之间的关系；于丽萍等[8]基于计划行为、技术接受模型等理论提出了若干个建设，并构建了在线评论与用户购买决策之间关系的实证模型，最终验证了二者之间的影响关系，并为消费者、供应商提出了若干建议；施晓菁等[14]以淘宝网的评论数据为研究对象，利用情感分析、LDA 主题模型等方法，首先分析了用户评级与文本评论之间的差异性，然后基于此构建了 RFMA 模型来衡量用户在线评价的有用性，结果证明 RFMA 评价机制更加有效。在国外的相关研究中，Kim 等[15]、Weimer 和 Gurevych[16]从评论内容的结构、句法、词汇、语义、非文本等特征出发，验证了这些特征与在线评论有用性之间的关系；Cao 等[17]从文本挖掘的角度出发，验证了仅有正面或负面观点的评论要比同时兼有二者以及中性观点的评论的有用性更高，且含有语义特征的在线评论的有用性也更高；Liu 和 Schaubel[18]指出在不同类型的产品中，评论中的情感倾向对评价有用性的影响存在一定的差异，其中，正面的评价对体验型产品评论的有用性更高，而负面的评价则对搜寻型产品的影响更高；Mudambi 和 Schuff[9]利用投票中有用票的占比来衡量评价的有用性，并基于亚马逊商城中搜寻型产品与体验型产品的在线评论数据，证明了中性评论比极端评论对体验型产品在线评价的有用性影响更大，评论的篇幅对两种类型产品的评价有用性均有显著的正向影响，但搜寻型的更为明显。

　　本章研究首次提出将评价有用性的概念引入医院案例的研究中，即当医生在使用过辅助决策专家系统推荐的历史案例之后，需要对该历史案例质量的优劣进行评价标注，如打分评价或文本评价，评分的高低或评价内容的观点倾向也代表医生对该历史案例的推荐力度。因此，在本章研究中，将电商平台中在线评价有用性的概念延伸为医生对案例推荐的有用性。一方面，从诊疗决策方面来讲，与没有评价标注信息的案例推荐系统相比，若带有评价标注信息的推荐系统的结果更好，则说明研究医生的评价标注信息具有一定的意义，且能够使诊疗决策的结果更加合理与客观；另一方面，从案例库管理方面来讲，研究医生对案例评价信息的有用性也具有非常重要的价值，通过利用评价标注信息对历史案例进行评估与筛选，既有助于提升案例库的整体质量，也能够为医生做出科学合理的诊疗决策提供科学的参考依据。

8.4 医疗健康案例中的标注类信息

标注类信息为本章研究新引入的一个指代性名词，主要是为了表示本章研究所提出的与医疗案例相关的两个外部属性特征信息，即案例来源的权威性信息与医生对案例的评价标注信息。目前，在已有的相关学术研究中还未找到完全符合本章研究情景的相关定义或概念介绍。从词性的角度来讲，"标注"为动词，主要是指"贴记号于……"，带有注释、评价与强调等意思。在周小甲等[19]的研究中，提到了患者病历的时间标注信息，他们通过正则表达式对病历文本中的时间信息进行自动识别提取，然后根据时间的阶段属性与特征属性，以国际时间标注标准形式将时间信息标注到患者的电子病历中；Grimes 等[20]指出研究产品的标注信息对于消费者的自我健康管理具有非常重要的意义，并在其研究中探索分析了饮食产品中"盐摄入量""含盐量"等的标注类信息对于消费者健康风险管理、饮食方式、消费行为等的影响；Banterle 等[21]则在其研究中考察了食品标注类信息与消费者偏好之间的关系，结果表明，对于消费者而言，影响其消费行为的最重要的标注类信息有维生素、能量以及热量等，而消费者感兴趣的标注类信息则是产地、转基因、原材料生长环境、动物生活质量、饲养方式等。由以上分析可知，标注类信息一般是指一种带有注释、强调等含义的描述性信息，且研究标注类信息也具有比较重要的意义。

在本章研究中，标注类信息主要包含两个方面：案例来源的权威性信息与医生对案例的评价标注信息。权威性一般是指具有公信力的组织或群体对某一个机构或个体所做出的总体评价，以及大众对该机构或个体的实力与声誉的定性认知，并可以以量化的形式表现出来，主要是为了强调同类型机构或个体之间的实力或声誉具有一定的差异性。一方面，本章研究案例来源的权威性主要是指辅助决策系统中的历史案例来源于不同等级的医疗机构，并通过医疗机构的不同等级来体现历史案例之间存在权威性差异，进而表示不同历史案例之间的质量存在差异。

国内医疗机构的等级主要是根据医院的规模、技术水平、人员及设备配备、管理水平、医院质量等多项指标进行评定，目前医院被分为三个层级，每个层级又被分为甲、乙、丙三等，其中，三级中增设特等，共十等。在本章研究的情景中，案例来源的权威性作为医疗案例的标注类信息，是对医疗机构的一种权威注解，也是患者历史案例的一种质量差异注解，主要是为了强调不同的历史案例之间存在质量差异，此外，权威性本身也带有评价的含义，因此，案例来源的权威性信息属于本章研究对于标注类信息界定的范畴。

另一方面，医生对案例的评价标注信息主要是指医生在使用过某个历史案例之后，对该案例的优劣或易用程度所做出的打分评价或文本评价，它是医生内心关于使用过该历史案例后直观感受一种标注。此外，本章主要研究医生的打分评价对检索排序结果、决策结果的影响，其中，打分评价以"星级"的形式进行表现，打分的高低或星级的多少是为了反映某个历史案例在解决新问题时的有用性，以及对其有用性的大小进行评价，以此来强调该条历史案例的质量与其他类似案例之间存在差异，因此，从这个角度而言，医生对于历史案例的评价标注信息也属于标注类信息的范畴。

8.5　非语言性案例信息

非语言信息是相对于语言信息而言的一个概念，语言信息主要是指以文字、符号、数字、字母等方式所表达、传递出来的信息，非语言信息则一般是指用户行为信息（如投票、打分、点赞、表情、分享、转载、交互等）、平台属性信息（如网页界面设计、功能设计、技术支持、有用性、易用性等）、用户特征属性信息（如好友数、网络头衔、发文数、评论数、转载数、交互频率等）[22]。在过去，非语言信息的相关研究一般集中在教育学、心理学等领域，主要探索信息传递者的非语言行为与信息的传递、领受情况之间的关系，而近年来，随着互联网、社交平台的快速发展，越来越多的学者开始研究在线用户、平台和网站等的非语言行为或信息。邓朝华和鲁耀斌[23]从电子商务网站的界面设计、内容、技术支持、有用性、易用性以及网站效应六个方面的平台属性出发，通过实证分析的方法，构建用户满意度模型，结果表明界面设计、有用性、易用性及网站效应四个变量对用户满意度有显著性影响；Yang 等[24]构建了患者在线满意度实证模型，基于在线医疗社区中的论坛数据，研究了医患间的交互行为（响应时间、交互频率）对患者满意度的影响；Zhang 等[22]基于 Yelp.com 网站的在线评论数据，研究了虚假在线评论的检测问题。实验结果证明，考虑在线评论中的非语言信息能够显著地提高虚假评论检测模型的水平，并且验证了对于虚假评论检测而言，非语言特征属性比语言特征属性更加重要。显然，非语言信息相关问题的研究具有非常重要的意义，本章研究引入非语言信息概念主要是为了探索医疗案例的非语言特征属性对相似案例推荐结果、医院诊疗决策结果是否也具有一定的影响，以及会产生何种影响。

本章研究所提出的两个外部特征属性，案例来源权威性等级排名与医生对案例的打分评价，较之与患者疾病直接相关的内部特征属性，二者均属于非语言性特征属性。首先，案例来源的权威性等级排名，主要是指公众对于一个医疗组织信誉及实力的主观感知印象，并由专门的机构通过一系列的衡量指标对该医疗组织的权威性进行主观的评价并加以量化，最终以"等级"的形式表现出来，因此，案例来源的权威性等级排名被作为一种来自案例外部的非语言性特征属性，探索其对于相似案例检索排序结果、案例信息集结结果以及医院诊疗决策结果的影响。其次，医生对案例的评价标注信息，主要是指医生在使用过某一案例后，对于该案例的优劣或有用性所做出的主观评价，并以"星级打分"的形式表现出来，案例评价是医生在使用过辅助推荐系统之后对历史案例做出的一种推荐行为，即属于医生的行为信息，因此，本章研究借鉴电子商务领域中的相关研究，将医生对案例的打分评价信息视为一种非语言性的推荐行为信息，并探索其对于推荐系统的检索结果、信息集结结果以及医院诊疗决策结果的影响。

非语言信息概念的引入在 CBR 的研究中是一次初步尝试，较之已有的研究而言，首次提出考虑病历数据之外的特征属性对于案例检索结果及诊疗决策结果的影响，并研究在案例推荐系统领域中研究非语言性信息的作用及影响，探索非语言性特征属性对医疗决策结果的影响。

8.6　考虑标注类信息的医疗健康案例集结方法

8.6.1　医疗健康数据标准化

数据标准化是对原始数据进行的一种数据变换处理，一般是指将数据按照一定的比例进行缩放，使之落入一个较小的特定区间中。医疗案例的不同属性之间一般都会存在尺度不一致、数值差距较大等问题，因此需要对数据进行标准化处理，去除属性间的单位限制，将其转化为无量纲的纯数值，便于不同单位、量纲的属性能够进行比较和加权，也有利于进行实验分析。数据标准化方法常被分为两种：0-1 标准化和 Z 标准化，0-1 标准化是指对原始数据进行线性变化，使数值落入[0, 1]，0-1 标准化也常被称为归一化方法；Z 标准化也叫标准差标准化方法，是指将数据进行函数变换处理，使之符合标准正态分布。在本章的实验数据中，案例的属性类型共有三种，即连续型、离散型和序数型，为了使不同类型的变量在标准化时有所区分，并使数据标准化更加合理，本章研究共采用两种数据标准化方法对医疗健康数据进行标准化。

其一，序数型变量利用如式（8.1）的 0-1 标准化方法，主要针对的属性变量为本章研究新引入的两个序数型属性，即案例来源的权威性（等级排名）与医生对案例的评价信息（星级打分），具体公式如下：

$$Z_{if} = \frac{r_{if} - 1}{M_f - 1}, \qquad \frac{r_{if}：第i个对象的等级排序}{M_f：所有对象的有序状态数} \tag{8.1}$$

其二，连续型、离散型变量则利用常见的最大最小值 0-1 标准化方法，主要针对与医疗案例自身相关的内部属性，具体公式如下：

$$x_{ij} = \frac{x'_{ij} - \min\{x'_{ij}\}}{\max\{x'_{ij}\} - \min\{x'_{ij}\}} \tag{8.2}$$

8.6.2　医疗健康案例特征属性选择

患者疾病的多样性和复杂性，以及患者体征数据量的庞大性，使得每一条患者疾病案例都含有很多不同的特征属性，而每一个属性对于相似案例检索结果、诊疗决策结果的影响都会存在一定的差异性，甚至有一些属性对结果的影响微乎其微，因此，需要对案例的冗余属性进行约简，这样既能够降低实验过程的复杂性与管理成本，减少诊疗决策信息的获取代价，也能够提升推荐系统的准确性与合理性[25]。案例属性的选择，又被称为属性维度的约简，旨在保留关键决策属性，剔除影响较小的冗余属性，属性约简的目的是解决高维数据计算的复杂性和准确性等问题，也是为了消除冗余属性对案例检索结果、诊疗决策结果可能造成的不利影响，属性约简的原则在于既要删除不必要的特征属性，又要最大可能地保留原始数据的特征[26]，常用的属性选择的方法主要有主成分分析法、粗糙集理论、贝叶斯方法、信息熵方法、基尼指数以及 SVM 等。

本章研究选择一种基于 SVM 与 F-Score 的方法来剔除冗余特征属性[26]，该方法首先通过 F-Score 公式对样本中的每一个属性进行定义，并记录其对应的 F 值。当训练实例 x_i 时，第 j 个属性的 F 值被定义如下：

$$F(j) = \frac{\left(\overline{x}_j^+ - \overline{x}_j\right)^2 + \left(\overline{x}_j^- - \overline{x}_j\right)^2}{\dfrac{1}{n^+ - 1}\sum_{i=1}^{n^+}\left(x_{i,j}^+ - \overline{x}_j^+\right)^2 + \dfrac{1}{n^- - 1}\sum_{i=1}^{n^-}\left(x_{i,j}^- - \overline{x}_j^-\right)^2} \tag{8.3}$$

其中，n^+ 表示正类样本的个数；n^- 表示负类样本的个数；$\overline{x}_j$、$\overline{x}_j^+$ 与 $\overline{x}_j^-$ 分别表示第 j 个属性在整个数据样本上的属性平均值、在正类数据样本中的属性平均值与在负类样本数据中的属性平均值；$x_{i,j}^+$ 与 $x_{i,j}^-$ 则分别代表第 i 个正类样本中第 j 个属性的属性值与第 i 个负类样本中第 j 个属性的属性值。式（8.3）中，分子部分主要是指样本正负类之间的差异，分母则表示每个样本类的总差异。

当得到 F-Score 值之后，以 SVM 方法的分类正确率作为待确定特征属性子集的评估方法，并基于此对冗余特征属性进行筛选，达到选择特征属性的目的。

8.6.3　医疗健康案例特征属性权重获取

在本章研究中，除了冗余属性约简之外，还有一个比较重要的研究问题，即特征属性权重获取与优化，在一条案例的多个属性中，不同的属性对检索结果的贡献总会存在一定的差异，因此，需要通过不同的权重值来标记或强调每一个特征属性的重要性，以及其对检索结果、决策结果等影响的大小。

一直以来，特征属性权重获取与优化在诸多领域中都是一个非常重要的研究话题，尤其是在案例检索与信息检索领域中，权重获取结果是否准确、是否合理将会直接影响案例或信息检索结果的优劣，进一步地会影响一个搜索引擎、信息检索系统或专家推荐系统等的准确性与合理性[27]。近年来，也有越来越多的研究者在关注相似案例检索中特征属性权重获取问题，并取得了一定的学术成果[28, 29]，也先后出现了很多权重获取方法，其中，较为常见的方法有遗传算法、专家打分法、层次分析法、粗糙集法等。

遗传算法是一种比较有效的基于自然选择、遗传学机理的概率搜索技术。它能够进行自主学习，是一种可以随机搜索的机器学习方法。群体搜索策略、个体间的信息交换是遗传算法的两大特点，比较适用于信息量较大且复杂的搜索空间，遗传算法一般经过初始化、选择、交叉、变异四个步骤来实现最优解的搜索[5, 6, 30]。遗传算法的优点在于具有良好的全局搜索能力，能够快速地搜索出全体解，且其内在并行性有利于进行分布式计算。本章研究选择遗传算法作为案例特征属性权重获取方法。

8.6.4　集成角度与距离的案例相似度计算

相似度计算的相关研究在信息检索、推荐系统、数据挖掘等领域中都占据着非常重要的地位，一个好的相似度计算方法，能够极大地提升信息检索的准确率与效率，也能够显著地改善一个推荐系统或检索系统的性能和绩效[18]。本章研究的主要研究问题是考虑更多的属性对于案例信息集结与诊疗决策结果的影响，其核心内容依然是相似案例的检索与推荐问题，因此，在本章研究的方法设计中，需要找到一个合适的相似度计算方法（或者是案例距离的计算公式）。目前，在案例检索或信息检索的相关研究中，已经产生了很多关于相似度计算的学术成果，也出现了很多经典的、常用的相似度计算方法，而使用较为广泛的相似度计算方法主要包括：基于欧氏距离的、基于汉明距离的、基于余弦距离的、基于VDM 的及其改进版的方法等[6, 18, 31]，其中，基于欧氏距离的相似度计算方法在CBR 应用的研究中使用较为广泛，且具有非常好的效果[32]，在文本信息检索中应用较为常见的则是余弦相似法、加卡德（Jaccard）相似法、基于汉明距离法等[18]。

Zhang 和 Rasmussen 在其研究中首先对比分析了基于距离与基于角度两种相似度计算方法的不同，然后进一步提出了一种新的集成角度与距离的相似度计算方法，并从文本信息匹配的角度出发，阐述了新方法的特性及实际可行性，结果也证明了两种方法的结合要比单独使用一种方法更好[33]。因此，基于以上方法的分析，本章研究提出将集成角度与距离的相似度计算方法应用于医疗相似案例检索的研究中，旨在通过集结两种方法的计算结果，综合两种方法的优势，克服单独使用一种方法的不足。

1）基于角度的相似度计算

首先，利用基于角度（Angel）的相似度计算方法对新案例与目标案例之间的相似度进行计算，并将每一个目标案例的相似度值记录为 S_A；基于角度的相似度计算公式定义如下：

$$S_A(x_i, y_i) = a\cos\frac{\left(\dfrac{\sum x_{ij} \times y_{ij}}{\sqrt{\sum x_{ij}^2 \times \sum y_{ij}^2}}\right)}{\pi} \tag{8.4}$$

其中，$a\cos$ 为取反函数。

2）基于距离的相似度计算

其次，利用基于改进欧氏距离（Distance）（即考虑特征属性的权重）的相似度计算方法对新案例与目标案例之间的相似度进行计算，并记录每一个目标案例的相似度值为 S_D；基于距离的相似度计算公式定义如下：

$$S_D(x_i, y_i) = 1 - D(x_i, y_i) \tag{8.5}$$

其中，若特征值为连续型，其距离公式为

$$D(x_i, y_j) = \sqrt{\sum w_i (x_{ij} - y_{ij})^2} \tag{8.6}$$

其中，w_i 为不同特征属性的权重。

若特征值为离散型，则距离公式为

$$D(x_i, y_i) = \begin{cases} 0, & \text{if } x_{ij} = y_{ij} \\ 1, & \text{otherwise} \end{cases} \tag{8.7}$$

3）集成角度与距离的相似度计算

最后，将基于角度与基于距离的计算结果进行综合，得到一个新的集成角度与距离的相似度计算结果，并记录每一个目标案例的集成相似度结果为 S，具体计算公式定义如下：

$$S = S_A \times S_D \qquad (8.8)$$

式（8.8）来源于几何平均法，其特点是无法轻易区分或评价两个统计指标之间的好坏，遂通过"相乘"的方式得到一个综合值。

8.6.5　考虑标注类属性的医疗案例信息集结

本章研究的创新之处在于提出考虑标注类信息的想法，即案例来源的权威性与医生对案例的评价情况，旨在探索其对案例检索排序结果、医疗决策结果的影响，研究标注类信息的意义主要有三个方面。首先，研究的属性范围更广，探索更多属性因素对信息集结结果、决策结果的影响，综合考虑了主观因素（案例外部特征，即案例来源的权威性与医生对案例的评价）与客观因素（案例的内在属性）；其次，对于案例库或信息库的维护，标注类信息的引入可作为新的评判依据，基于"优胜劣汰，自然选择"的原则，来源权威性很低的、评价等级很差的历史案例会被逐渐淘汰，案例库或信息库的整体质量将会不断提升；最后，对CBR 的相关研究是一种新的延伸，能够为未来该领域的有关研究带来新的启示与思路。

考虑标注类信息对检索排序结果的影响，不仅需要计算内在属性的影响结果，还需要进一步集成外部特征（即权威性与评价信息）的影响情况，上一节中提到的方法及得到的结果 S 是基于传统的案例相似度计算方法，只考虑了案例的内在属性，还未加入标注类信息的影响，是本章研究相似案例检索的第一步；其次，需要通过公式将案例外部特征的影响融入进来，进一步得到综合考虑内外部属性的计算结果，该步得到的计算结果为考虑标注类信息的案例信息集结的最终结果，具体的集结公式表示为（调和平均法）

$$S_P = \frac{2 \cdot S \cdot P}{S + P}, \qquad P = w_i \times x_i \qquad (8.9)$$

其中，S 为仅考虑案例内在属性的计算结果；P 为两个外部特征属性的集成结果（w_i 为不同属性的权重）；S_P 则为最终的考虑外部标注类属性的集结结果。

式（8.9）为二值调和平均数，是两个统计变量倒数的算术平均数的倒数，是一种常见的综合性统计指标。

8.7 考虑标注类信息的医疗健康案例库维护

案例库是 CBR 系统中的核心知识库，其整体质量的优劣会直接影响相似案例的检索结果，以及最终的决策结果，进一步地则会影响一个案例推荐系统的准确性、合理性和可用性，由此可知，案例库的管理与维护在 CBR 领域的相关研究中也占据着非常重要的地位。

目前，在医疗健康管理领域，一方面，对于患者数量不断增加、疾病类型日益复杂的实际情况，医疗信息库开始呈现出大数据的特点；另一方面，由于 CBR 系统自身具有增量式自主学习的特点，即通过不断地增加新的案例来保证核心案例库的时效性，使得医疗资源库的规模不断变大。因此，基于以上两个方面的影响，在医疗 CBR 的研究中，需要面对数量级不断变大、数据结构日益复杂的案例库，其管理与维护也变得异常的艰巨。

在已有的案例库管理与维护相关研究中，大都是从数据库管理的角度出发，研究历史案例的更迭，研究内容则侧重于"量"，从"质"的角度、"评价准则"的角度出发的研究相对较少，而本章研究则主要从"评价准则"与"质"的角度出发，研究案例库的管理与维护，与已有研究有所不同的是，本章研究新引入了两个外部属性信息，即案例来源的权威性、医生对案例的评价信息，有两个方面的创新，第一，增加两个外部属性作为评价依据，使已有的案例评价指标更加的全面；第二，权威性与案例的评价属于主观评价信息，分别来自医疗机构与医生，使评估结果既考虑了定量的客观计算结果，又考虑了定性的主观评判经验，对于案例库的更新与维护是一种更为科学、合理的评判方法。

具体而言，本章研究考虑标注类特征属性的案例库维护，主要是基于"优胜劣汰，自然选择"的原则。例如，随着患者电子病历建设的不断发展，各方面信息的不断完善，案例来源的权威性信息和医务人员对历史案例的评价信息也会被逐渐填补，而在案例库的长期使用中，通过对这两个方面的信息进行分析，案例来源权威性较高的、评价情况较好的历史案例会被长期留存并持续使用；相反地，案例来源权威性很低的、差评率较高的则会被逐渐淘汰，最终被剔除。图 8.1 表示了考虑标注信息的医疗健康案例知识发现过程。

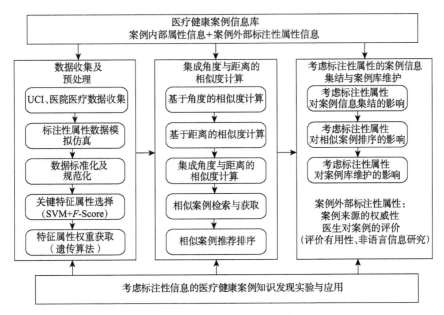

图 8.1　考虑标注信息的医疗健康案例知识发现过程

8.8　考虑标注类信息案例知识发现实验

8.8.1　数据来源与预处理

为了验证本章研究所提出设想与方法的有效性，选择了来自 UCI Z-Alizadeh Sani 数据集。UCI 数据库是由加州大学欧文分校（University of California，Irvine）的 David Aha 教授及其研究生于 1987 年提出并创建的公开数据库，该数据库目前共收集了 425 个数据集，且其数目仍在不断增加，UCI 数据库是一个常用的、标准的、用于科学研究的测试数据集，主要用于机器学习、智能系统、实证分析等方面的学术研究。UCI 数据库自创建以来，就被全球的教学者、学生、科研工作者等广泛使用，其引用次数目前已超过 1 000 次，如果将 UCI 数据库视为一个归档文件，它已成为计算机科学领域的100篇高被引"论文"之一[①]，因此，本章研究选择 UCI 数据库作为实验数据的来源，能够保证本章研究实验数据的代表性和权威性。

Z-Alizadeh Sani 数据集由德黑兰医科大学的 Zahra Alizadeh Sani 博士于 2017

---

① http://archive.ics.uci.edu/ml/index.php.

年 11 月份发布在 UCI 公开数据平台中[34, 35]，该数据集收集于伊朗德黑兰沙希德 Rajaei 心血管医学研究中心（Shaheed Rajaei Cardiovascular, Medical & Research Center, RCMRC），共随机抽取了 303 位到访者的医疗记录，然后对其中的特征信息进行提取整理，构建了 Z-Alizadeh Sani 数据集。Z-Alizadeh Sani 是一份关于冠状动脉性心脏病（coronary artery disease, CAD）（以下简称冠心病）的医疗数据集，共包含 303 条患者记录，其中，有 216 个为冠心病患者，87 个为正常，每条记录 59 个特征属性（包括 1 个分类属性）。此外，由于该数据集只有两个分类，即冠心病患者和 Normal 患者，因此也被称为二分类数据集，数据类型为整型、实数型及逻辑型。

1）数据特征属性描述

Z-Alizadeh Sani 数据集共包含 59 个特征属性，被分为六大类，具体如下：

第一类：人口统计、病史特征 17 个，主要包括：年龄、体重、身高、性别、体重指数（body mass index, BMI）、糖尿病史（diabetes mellitus, DM）、高血压史（hypertension, HTN）、目前是否抽烟、曾经是否抽烟、家族心脏病史（Family history of heart disease, FH）、肥胖、慢性肾功能衰竭（chronic renal failure, CRF）、脑血管伤害（cerebral vascular accident, CVA）、呼吸系统疾病、甲状腺疾病、充血性心脏衰竭（congestive heart failure, CHF）、血脂异常（dyslipidemia, DLP）。

第二类：躯体症状、体检特征 14 个，具体包含：血压（blood pressure, BP）、脉搏率（pulse rate, PR）、浮肿、脉搏虚弱、心肺水泡、收缩期杂音、舒张期杂音、典型性胸痛、呼吸困难、功能分类、非典型体征、非心绞型胸痛、劳累性胸痛、低阈值型心绞痛。

第三类：心电图特征 7 个，分别包括：Q 波、ST 段上升、ST 段下降、T 波倒置、左心室肥大（left ventricular hypertrophy, LVH）、R 波递增不良、束支传导阻滞（bundle-branch block, BBB）。

第四类：血液化验、超声心动图特征 17 个，主要包括：空腹血糖值（fasting blood sugar, FBS）、肌酸（creatine, CR）、甘油三酯（triglyceride, TG）、低密度脂蛋白（low density lipoprotein, LDL）、高密度脂蛋白（high density lipoprotein, HDL）、血尿素氮（blood urea nitrogen, BUN）、红细胞沉降率（erythrocyte sedimentation rate, ESR）、血红蛋白（hemoglobin, HB）、血清钾（Serum K）、血清钠（Serum Na）、白细胞（white blood cell, WBC）、淋巴细胞、中性粒细胞、血小板（platelet, PLT）、射血分数（ejection fraction, EF-TTE）、局部室壁活动异常、心脏瓣膜疾病（valvular heart disease, VHD）。

第五类：血管照影特征 3 个，具体包括左前降支动脉（left anterior descending coronary, LAD）、左回旋支动脉（left circumflex artery, LCX）、右冠状动脉

（right coronary artery，RAC）。

第六类：冠心病分类特征 1 个，即冠心病患者和 Normal 患者；此外，冠心病患者的临床诊断流程如下：通过血管照影技术对冠状动脉的整体变化情况进行探测，并找到病变的部位，确定病变的程度，如果患者的动脉直径狭窄程度等于或大于 50%，则判定其为冠心病患者，否则为正常[34]。

如表 8.1 至表 8.5 所示，列出了 59 个特征属性的简称、全称及对应取值范围。

表 8.1　人口统计与病史特征属性

特征属性（英文）	特征属性（中文）	数据类型	取值范围
Age	年龄	连续型	30~86 岁
Weight	体重	连续型	24~60kg
Length	身高	连续型	140~188cm
Sex	性别	离散型	男性，女性
BMI	体重指数	连续型	$18\sim41kg/m^2$
DM	糖尿病史	离散型	是，否
HTN	高血压史	离散型	是，否
Current Smoker	目前是否抽烟	离散型	是，否
EX-Smoker	曾经是否抽烟	离散型	是，否
FH	家族心脏病史	离散型	是，否
Obesity	肥胖	离散型	是（BMI>25），否
CRF	慢性肾功能衰竭	离散型	是，否
CVA	脑血管伤害	离散型	是，否
Airway Disease	呼吸系统疾病	离散型	是，否
Thyroid Disease	甲状腺疾病	离散型	是，否
CHF	充血性心脏衰竭	离散型	是，否
DLP	血脂异常	离散型	是，否

表 8.2　躯体症状与体检特征属性

特征属性（英文）	特征属性（中文）	数据类型	取值范围
BP	血压	连续型	90~190mmHg
PR	脉搏率	连续型	50~110bpm/（次/分）
Edema	浮肿	离散型	是，否
Weak Peripheral Pulse	脉搏虚弱	离散型	是，否
Lung Rales	心肺水泡	离散型	是，否
Systolic Murmur	收缩期杂音	离散型	是，否
Diastolic Murmur	舒张期杂音	离散型	是，否
Typical Chest Pain	典型性胸痛	离散型	是，否
Dyspnea	呼吸困难	离散型	是，否
Function Class	功能分类	离散型	1，2，3，4
Atypical	非典型体征	离散型	是，否
Nonanginal	非心绞型胸痛	离散型	是，否

特征属性（英文）	特征属性（中文）	数据类型	取值范围
Exertional CP	劳累性胸痛	离散型	是，否
LowTH Ang	低阈值型心绞痛	离散型	是，否

表 8.3 心电图特征属性

特征属性（英文）	特征属性（中文）	数据类型	取值范围
Q Wave	心电图 Q 波	离散型	是，否
ST Elevation	心电图 ST 段上升	离散型	是，否
ST Depression	心电图 ST 段下降	离散型	是，否
T Inversion	心电图 T 波倒置	离散型	是，否
LVH	左心室肥大	离散型	是，否
Poor R Progression	心电图 R 波递增不良	离散型	是，否
BBB	束支传导阻滞	离散型	正常，左，右

表 8.4 血液化验与超声心动图特征属性

特征属性（英文）	特征属性（中文）	数据类型	取值范围
FBS	空腹血糖值	连续型	62~400mg/dl
CR	肌酸	连续型	0.5~2.2mg/dl
TG	甘油三酯	连续型	37~1 050mg/dl
LDL	低密度脂蛋白	连续型	18~232mg/dl
HDL	高密度脂蛋白	连续型	15~111mg/dl
BUN	血尿素氮	连续型	6~52mg/dl
ESR	红细胞沉降率	连续型	1~90mm/h
HB	血红蛋白	连续型	8.9~17.6g/dl
K	血清钾	连续型	3.0~6.6mEq/lit
Na	血清钠	连续型	128~156mEq/lit
WBC	白细胞	连续型	3 700~18 000cells/ml
Lymph	淋巴细胞	连续型	7%~60%
Neut	中性粒细胞	连续型	32%~89%
PLT	血小板	连续型	25~742，1 000/ml
EF-TTE	射血分数	连续型	15%~60%
Region RWMA	局部室壁活动异常	离散型	0，1，2，3，4
VHD	心脏瓣膜疾病	离散型	正常，轻度，中度，重度

表 8.5　血管照影与冠心病分类特征属性

特征属性（英文）	特征属性（中文）	数据类型	取值范围
LAD	左前降支动脉	离散型	正常，狭窄
LCX	左回旋支动脉	离散型	正常，狭窄
RCA	右冠状动脉	离散型	正常，狭窄
Cath	冠心病	离散型	正常，CAD

2）数据标准化与离散化

数据的标准化与离散化是为了解决属性间的量纲不一致性问题，得到更准确的分类结果。本章研究使用的数据集属性类型、数值差异都较大，需要对不同类型、不同取值范围的特征属性进行分别处理。

该数据的属性类型主要有四类。其中，连续型属性包括：年龄、体重、身高、血压、脉搏率、空腹血糖值、甘油三酯、低密度脂蛋白、高密度脂蛋白、血尿素氮、红细胞沉降率、血清钠、白细胞、淋巴细胞、中性粒细胞、血小板、射血分数；连续浮点型属性包括：体重指数、肌酸、血红蛋白、血清钾；离散逻辑型属性包括：性别、糖尿病史、高血压史、目前是否抽烟、曾经是否抽烟、家族心脏病史、肥胖、慢性肾功能衰竭、脑血管伤害、呼吸系统疾病、甲状腺疾病、充血性心脏衰竭、血脂异常、浮肿、脉搏虚弱、心肺水泡、收缩期杂音、舒张期杂音、典型性胸痛、呼吸困难、非典型体征、非心绞型胸痛、劳累性胸痛、低阈值型心绞痛、Q 波、ST 段上升、ST 段下降、T 波倒置、左心室肥大、R 波递增不良、左前降支、左回旋支、右冠状动脉、冠心病；离散序数型属性包括：功能分类、束支传导阻滞、局部室壁活动异常、心脏瓣膜疾病。

针对数据的类型和取值情况，采取了四种不同的规范化处理方法。其中，针对部分连续型属性，采取最大最小值 0-1 标准化方法进行处理，如表 8.6 所示。还有部分连续型属性、离散序数型属性，以及连续浮点型属性，根据 Bonow 等编撰的《布朗威的心脏病学》一书中所提供的离散化标准[36]，对其进行离散化处理。其中，年龄属性的划分是依据 WHO 公布的年龄分段标准，如表 8.7 所示；针对另外两个离散序数型属性，直接进行离散整数赋值，如表 8.8 所示。对于其他所有的离散逻辑型属性，则直接赋值为 0-1，具体为男性=1，是、狭窄、冠心病（确定患病）=1；女性=0，否、正常（未患病）=0。

表 8.6　连续型属性的 0-1 标准化

特征属性（英文）	特征属性（中文）	原范围及单位	（X-MIN）/（MAX-MIN）
Weight	体重	24~60kg	[0, 1]
Length	身高	140~188cm	[0, 1]

续表

特征属性（英文）	特征属性（中文）	原范围及单位	（X-MIN）/（MAX-MIN）
BMI	体重指数	18~41kg/m²	[0, 1]
Lymph	淋巴细胞	7%~60%	[0, 1]
Neut	中性粒细胞	32%~89%	[0, 1]

表 8.7　连续型属性的离散化

特征属性（英文）	特征属性（中文）	原范围及单位	低=0	正常=1	高=2
Age	年龄	30~86 岁	青年, [30, 44]	中年, [45, 59]	老年, [60, 86]
BP	血压	90~190mmHg	（0, 90）	[90, 140]	（140, 190]
PR	脉搏率	50~110 bpm/（次/分）	[50, 60)	[60, 100]	（100, 110]
Function Class	功能分类	1, 2, 3, 4	无	1	2, 3, 4
FBS	空腹血糖值	62~400mg/dl	[62, 70)	[70, 105]	（105, 400]
CR	肌酸	0.5~2.2mg/dl	[0.5, 0.7)	[0.7, 1.5]	（1.5, 2.2]
TG	甘油三酯	37~1 050mg/dl	无	[37, 200]	（200, 1 050]
LDL	低密度脂蛋白	18~232mg/dl	无	[18, 130]	（130, 232]
HDL	高密度脂蛋白	15~111mg/dl	[15, 35)	[35, 111]	无
BUN	血尿素氮	6~52mg/dl	[6, 7)	[7, 20]	（20, 52]
ESR	红细胞沉降率	1~90mm/h	男	$\leq$Age/2	> Age/2
			女	$\leq$Age/2+5	> Age/2+5
HB	血红蛋白	8.9~17.6g/dl	男 < 14	[14, 17]	> 17
			女 < 12.5	[12.5, 15]	> 15
K	血清钾	3.0~6.6mEq/lit	[3.0, 3.8)	[3.8, 5.6]	（5.6, 6.6]
Na	血清钠	128~156mEq/lit	[128, 136)	[136, 146]	（146, 156]
WBC	白细胞	3 700~18 000cells/ml	[3 700, 4 000)	[4 000, 11 000]	（11 000, 18 000]
PLT	血小板	25~7 421 000/ml	[25, 150)	[150, 450]	（450, 742]
EF-TTE	射血分数	15%~60%	[15, 50]	（50, 60]	无
Region RWMA	局部室壁活动异常	0, 1, 2, 3, 4	无	0	1, 2, 3, 4

表 8.8　离散序数型属性的整数赋值

特征属性（英文）	特征属性（中文）	整数赋值
BBB	束支传导阻滞	正常=0, 左=1, 右=2
VHD	心脏瓣膜疾病	正常=0, 轻度=1, 中度=2, 重度=3

3）特征属性选择及权重获取

表 8.9 为通过利用 "*F*-Score 与 SVM" 相结合方法得到的 22 个关键特征属性。这些属性用于最后的实验分析。具体操作流程如下：

（1）利用公式计算每个特征属性的 *F*-Score 值，并根据 *F*-Score 值进行降序排序；

（2）确定一个被选特征子集（初始设定为空集），利用 SVM 的分类正确率对当前特征集合进行评估，并记录；

（3）迭代，每一次从未被选择的特征中选取一个 *F* 值最大的特征加入上一阶段的待选集合，利用 SVM 对当前集合进行评价，并记录；

（4）迭代完所有特征属性之后，根据 SVM 分类精确度选择最佳的特征子集。

表 8.9　关键特征属性

关键特征属性（英文）	关键特征属性（中文）	关键特征属性（英文）	关键特征属性（中文）
Age	年龄	Function class	功能分类
Sex	性别	Atypical	非典型体征
DM	糖尿病史	Nonanginal	非心绞型胸痛
HTN	高血压史	Q wave	心电图 Q 波
Current smoker	目前是否抽烟	St depression	心电图 ST 段下降
FH	家族心脏病史	St elevation	心电图 ST 段上升
BP	血压	Tinversion	心电图 T 波倒置
PR	脉搏	FBS	空腹血糖值
Diastolic murmur	舒张期杂音	TG	甘油三酯
Typical chest pain	典型性胸痛	ESR	红细胞沉降率
Dyspnea	呼吸困难	Region RWMA	局部室壁活动异常

表 8.10 为利用遗传算法获取的特征属性权重结果。其中，实验主要内容及参数设置如下。

表 8.10　获取的属性权重

UCI 冠心病数据集（22 个属性）			
属性	权重	属性	权重
年龄	0.058 7	功能分类	0.023 1
性别	0.035 5	非典型体征	0.025 2
糖尿病史	0.030 5	非心绞型胸痛	0.049 6

UCI 冠心病数据集（22 个属性）			
属性	权重	属性	权重
高压血史	0.068 9	心电图 Q 波	0.063 8
目前是否抽烟	0.054 9	心电图 ST 段上升	0.089 2
家族心脏病史	0.041 8	心电图 ST 段下降	0.044 6
血压	0.046 6	心电图 T 波倒置	0.028 8
脉搏	0.038 3	空腹血糖值	0.024 6
舒张期杂音	0.042 6	甘油三酯	0.071 1
典型性胸痛	0.049 2	红细胞沉降率	0.056 3
呼吸困难	0.025 4	局部室壁活动异常	0.031 3

某医疗机构乳腺癌数据集（10 个属性）			
属性	权重	属性	权重
年龄	0.000 3	面积	0.020 9
位置	0.000 1	调节	0.060 0
节点	0.163 7	边界平滑度	0.290 7
密度	0.210 5	乳头	0.214 8
清晰度	0.000 0	家族史	0.038 9

（1）所有数据被分为 10 组，每次抽取 1 组作为测试组，其余 9 组作为对照组，共进行 10 次试验，10 组权重取平均；

（2）迭代次数 2 000 次；

（3）适应度函数为相似度计算方法的分类精确度。

为了使实验结果更具说服力，除了利用 UCI 平台中的冠心病数据进行实验分析之外，还进一步地通过利用某医疗机构的关于乳腺癌的实际数据进行验证。其中，该乳腺癌数据集共 335 条案例记录，其中，正类患病有 171 条，负类未患病有 164 条。数据集中有 10 个属性，分别是年龄、肿块位置、转移性淋巴结、肿块密度、肿块边缘清晰度、肿块区域、肿块边界规则、肿块表面光滑、乳头溢液、家族患病史。表 8.10 分别列出了两个数据集的遗传算法权重结果。

8.8.2　实验设计

本章研究的实验目的主要有两个：

第一，通过对比集成角度与距离的相似度检索结果与仅基于角度或距离的相似度检索结果，验证本章研究提出的集成角度与距离的分类方法的实用性与有效性。

第二，根据实验结果，探索考虑标注类属性信息对相似案例推荐排序结果的影响，以及理论阐述其对于医疗决策管理的意义。

实验内容如下：

步骤 1：实验数据（Z-Alizadeh Sani）的收集与预处理，主要为数据标准化、离散化、特征属性选择等；

步骤 2：对 Matlab 工具中的遗传算法程序进行优化，利用训练数据集，获取特征属性的权重值；

步骤 3：将实验数据随机分为 10 组，以便进行十折交叉验证；

步骤 4：借助于 Python 工具进行实验程序开发；

步骤 5：导入历史数据和测试数据，分别计算基于角度的、基于距离的、基于集成角度与距离的相似度计算结果，并将三种方法的实验结果进行记录整理；

步骤 6：进一步地计算融入标注类特征属性的相似度结果，并记录整理；

步骤 7：实验结果整理、对比及分析。

1）实验工具

根据实验需求，自行编写实验代码，并将其集成为小程序。通过利用最新的来自公开数据平台的医疗数据集 Z-Alizadeh Sani，对本章研究提出的方法及两个研究问题进行验证与分析。为了符合实验的需求，保证实验的完整性与合理性，共采用了 4 个数据统计分析工具，即 SPSS、Excel、Matlab、Python。其中，SPSS 工具主要用来对专家打分的一致性进行检验；Excel 主要用来进行数据的预处理，以及实验结果的整理与分析，主要用于数据的标准化变换、属性的离散化赋值、实验结果的记录整理及图表绘制等；Matlab 主要用于完成特征属性的权重获取；Python 工具主要用来实现本章研究提出方法的程序代码，以及实验结果图表的统计与绘制。

2）对比实验设计

实验一：本章研究提出了将基于角度的相似度计算方法与基于改进欧氏距离的相似度计算方法进行结合，综合考虑两个方法的优势，集成两个方法的计算结果。本章研究的第一个实验设计是通过将提出的方法（"复合距离+遗传算法"）与其他分类方法进行对比，验证提出方法的有效性。基于 Python 工具自行编写三种方法的程序代码，并将实验数据随机分成 10 组，进行十折交叉验证。记录三种方法的运算结果，主要有特异性、敏感性、准确度及 F 值，并根据衡量指标绘制 ROC 曲线。

实验二：将两个标注类特征属性（权威性、评价标注）的运算结果集结到第一阶段实验的运算结果中，然后，通过对比考虑标注类信息与不考虑标注类信息检索结果的排序情况，分析考虑标注类属性对检索结果排序所产生的具体影响，并探讨其在医疗决策管理中的意义。

3）统计评价指标

在医疗健康管理领域，准确度、特异性及敏感性等是二分类问题研究中几个非常重要的衡量指标，经常被用于该领域的学术研究中，主要用来衡量一个二值分类器（binary classifier）或二分类模型方法的好坏[37, 38]，因此，在本章研究的实验分析中，依然采用这些衡量指标或方法对本章研究的方法进行评估。

二分类问题是机器学习中很常见的研究问题，其分类结果好坏的评判亦是非常重要，除了以上提到的几个参数指标外，还会经常使用到混淆矩阵（confusion matrix）、ROC 曲线以及 AUC 值 3 个辅助工具或方法。

混淆矩阵也常被称为误差矩阵，是评价分类精确度的标准格式，主要是通过比较分类结果中实际值与预测值之间的差异，来评价一个分类方法的好坏，几个重要的衡量指标及 ROC 曲线、AUC 值都是基于混淆矩阵而得到的。如图 8.2 所示，其为本章研究的二分类混淆矩阵，其中，1 为阳性（Positive），表示冠心病患者；0 为阴性（Negative），表示正常患者；真阳性（true positive，TP）：预测为冠心病患者，实际也为冠心病患者；假阳性（false positive，FP）：预测为冠心病患者，实际为正常患者；假阴性（false negative，FN）：预测为正常患者，实际为冠心病患者；真阴性（true negative，TN）：预测为 Normal 患者，实际也为正常患者。

混淆矩阵		预测值	
		1	0
实际值	1	TP	FN
	0	FP	TN

图 8.2　二分类混淆矩阵

根据二分类混淆矩阵，可以直接得到几个主要参数指标值，具体如下：

准确率指分类方法的总准确率（包括所有 Class），是对一个分类模型、方法或分类器的整体判断。具体定义如下：

$$Accurary = \frac{TP + TN}{TP + FP + TN + FN} \qquad (8.10)$$

敏感性又称为召回率、查全率，主要反映分类方法对于阳性患者的"召回"情况，即预测为冠心病患者数占实际为冠心病患者总数的比重；在医疗领域，也可称为"漏诊率"，敏感性值越大，说明"患病的被预测为患病的"概率越大，"漏诊率"就越低。具体定义如下：

$$Sensitivity = Recall = TPR = \frac{TP}{TP + FN} \qquad (8.11)$$

精确率，主要表示在预测结果中，预测为正的所有样本中，正确预测为正的概率，在本章研究中，即正确预测为冠心病患者或乳腺癌患者占实际冠心病患者或乳腺癌患者的比重；在医疗领域中，该指标也可称为"错诊率"，精确率越高，"没病的被判断为有病的"越少，"错诊率"就越低。在实际预测中，人们希望精确率和召回率都高，即"漏诊率"和"错诊率"都低。精确率的具体定义为

$$Precision = \frac{TP}{TP + FP} \qquad (8.12)$$

ROC 曲线又称为敏感性曲线，是反映敏感性与特异性连续变量的综合评价指标，以"1-特异性"为横坐标，敏感性为纵坐标，通过构图的形式展示敏感性与特异性之间的关系。

"1-特异性"又为假阳性比率（false positive rate，FPR），具体定义为

$$FPR = 1 - Specificity = \frac{FP}{FP + TN} \qquad (8.13)$$

AUC 值被定义为"曲线下面积"，其取值范围一般在 0.5~1，当 AUC=0.5 时，与随机猜测差不多，基本没有预测价值；若 0.5 < AUC < 1，比随机猜测好，具有一定的预测价值；当 AUC=1 时，为完美分类器，尚不存在。

通常情况下，AUC 值伴随着 ROC 曲线同时出现，共同评价一个分类器的好坏，ROC 曲线下面积越大，即 AUC 值越大，则分类器的分类准确性就越高。

8.8.3 实验结果

本章研究主要对比方法包括：基于"欧氏距离+统一权重"的分类方法、基于"欧氏距离+专家权重"的分类方法和基于"复合距离+遗传算法权重"的分类方法。实验结果统计指标主要包括：准确率、精确率、召回率与 F 值。

在分类方法的对比实验中，涉及专家获取权重的情况。分别找了 10 位冠心病专业医生和 8 位乳腺癌专业医生对两个数据集中的不同特征属性进行打分，分值为 1~10 分，然后利用每个特征属性所得平均分占所有属性平均分总和的比重作为该属性的权重值。为了保证打分的合理性，本章研究通过 SPSS 对得分数据进行了一致性检验。具体结果如下：

对于 UCI 冠心病数据集中的 22 个特征属性，专家权重值如下：0.034 8、0.030 2、0.059 9、0.062 3、0.054 9、0.064 2、0.058 9、0.045 2、0.047 0、0.038 4、0.046 0、0.032 2、0.033 3、0.047 4、0.044 5、0.045 7、0.046 2、0.044 5、0.044 5、0.043 7、0.040 9、0.039 8，其中，一致性检验中的 Kendall's W=0.744 0，$p<0.000$ 0，表明数据具有良好的一致性，可用于实验分析。

对于某医疗机构的乳腺癌数据集中的 10 个属性，专家权重值如下：0.052 1、0.052 1、0.139 1、0.113 0、0.118 4、0.058 7、0.116 3、0.122 8、0.136 9、0.090 2，其中，一致性检验中的 Kendall's W=0.790 0，$p<0.001$ 0，表明数据具有良好的一致性，可用于实验分析。

1）基于 UCI 冠心病数据集实验结果对比

表 8.11 为本章研究三种方法分类指标的对比情况，可以发现，相对已有的两种方法而言，虽然本章研究提出方法的各个指标值并没有很大幅度的提升，总体效果也只是略有改善，但该实验结果也客观表明了，本章研究方法的提出具有一定的有效性，融合 SVM 和 F-Score 的特征属性选择方法与基于"复合距离+遗传算法权重"的相似度计算方法的结合，可以用于冠心病的实际诊疗过程中。

表 8.11 基于 UCI 冠心病数据集的实验结果

实验设置	准确率	精确率	召回率	F 值
欧氏距离+统一权重	84.86%	88.53%	90.71%	88.50
欧氏距离+专家权重	85.83%	88.00%	93.01%	90.30
复合距离+遗传算法权重	86.50%	90.53%	95.23%	90.53

根据实验指标结果，绘制出 ROC 曲线（图 8.3）。ROC 曲线表示"1-特异性"与"敏感性"之间的关系。其中，黑粗线表示"欧氏距离+统一权重"；黑虚线表示"欧氏距离+专家权重"；灰色线表示"复合距离+遗传算法权重"。结合评估指标、ROC 曲线、AUC 值来看，相较已有的两种方法，本章研究提出的方法具有一定的有效性，总体效果有小幅度的改善。

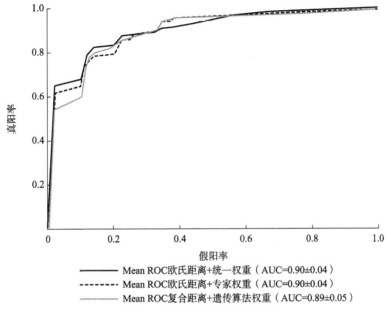

图 8.3　不同方法的 ROC 曲线（基于 UCI 冠心病数据）

2）基于乳腺癌数据集实验结果对比

为了使实验结果更有说服力，基于某医疗机构的乳腺癌数据进行了进一步验证。表 8.12 为三种方法分类指标的对比情况，可以发现，针对不同的疾病，提出的方法具有一定的稳定性，相较"欧氏距离+统一权重"与"欧氏距离+专家权重"方法，本章研究方法的各个指标值虽没有很大幅度的提升，但总体效果还不错。因此，根据两次实验的结果，一方面，再一次客观地表明了本章研究方法的提出在实际分类中具有一定的有效性；另一方面，也验证了基于"复合距离+遗传算法权重"的分类方法具有一定的稳定性的，可用于患者疾病的实际诊疗过程中。

表 8.12　基于乳腺癌数据集的实验结果

实验设置	准确率	精确率	召回率	F 值
欧氏距离+统一权重	80.28%	86.41%	71.18%	77.22
欧氏距离+专家权重	80.56%	87.97%	70.00%	76.98
复合距离+遗传算法权重	81.73%	92.45%	76.47%	78.21

上述结果对应的 ROC 曲线如图 8.4 所示。可见，在乳腺癌数据的分类预测中，提出方法的效果要更加明显一点，总体效果也较好。

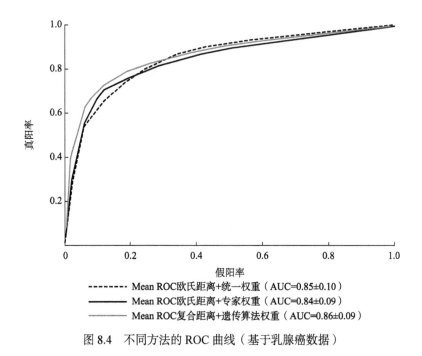

图 8.4 不同方法的 ROC 曲线（基于乳腺癌数据）

8.8.4 考虑标注类属性对相似案例推荐排序的影响

如表 8.13 所示，在考虑了标注类属性因素之后，部分相似案例的推荐排序发生了变化。在以往的经验中，当推荐系统给医生推荐几个相似案例时，这些相似案例会根据相似度的大小进行降序排序，而对于医生而言，这个时候可能会选择第一个或前几个相似案例的建议解进行诊疗决策。加入标注类属性因素的意义在于：首先，外部特征属性的加入，使得推荐排序评价指标更加全面，不仅考虑案例内部属性的客观计算结果，也综合考虑了外部属性的主观经验（医生评价）或影响力（权威性）；其次，权威性和医生评价信息的融入，使得即使相似度排名不是很高的相似案例被凸显出来，根据评价有用性理论，这些被凸显出来的相似案例对于医生在进行诊疗决策时可能会更加重要。

模拟仿真实验显示，标注类属性的引入对相似案例的推荐排序有一定的影响，较之以前的仅按照相似度进行排序而言，标注类属性的引入，不仅考虑了客观因素（案例内部与患者直接相关）的影响，也考虑了主观经验知识（医生评价信息和案例来源权威性）的影响，使得排序指标更加全面，推荐结果更加合理。从理论的角度而言，标注类属性的引入，对于医院诊疗决策具有非常重要的意义与价值。

表 8.13 相似案例推荐排序

不考虑标注类属性		考虑标注类属性	
编号	排序值	编号	排序值
65	0.054 1	86	0.105 2
86	0.054 0	65	0.102 7
276	0.045 8	276	0.089 9
56	0.040 6	56	0.079 8
64	0.036 4	64	0.071 7

8.8.5 考虑标注类属性的医疗健康案例库维护

在已有的案例库维护的相关研究中，大都从数据库结构、存储方式等角度出发，研究医疗案例信息的存储与维护，但很少有考虑对案例信息的质量进行评估，并基于此对案例信息资源进行留存、删减与更新。

在本章研究标注类属性的研究中，主要从案例信息评估角度出发，研究案例信息的维护与管理，在上一阶段的实验中，得到了标注类属性（权威性及评价标注信息）的集结值，该值是一个综合指标值，是对案例总体质量的评价。因此，考虑标注类属性一方面可以使每个案例增加一个综合评价值，该值有助于对案例进行留存、删减，另一方面还可以使每个案例增加一个优先级权重，在案例的实际使用中，指标值的作用在于凸显权威性高、评价好的相似案例，使得医疗健康决策结果更加合理。

8.9 研究局限与展望

本章研究存在一些局限。首先，患者疾病类型还不够丰富。本章研究的实验数据为 UCI 数据平台中的冠心病数据集和某医疗机构的乳腺癌数据集，虽然本章研究通过这两个数据集验证了本章研究方法具有一定的有效性和可用性，但仅通过这两种类型疾病的数据对所提方法及设想进行验证，未能进一步通过更多不同的疾病数据样本进行验证。其次，标注类属性实验讨论存在局限。在第二阶段的标注类属性的研究中，本章研究根据实验结果分析了考虑标注类属性对最终检索结果或推荐结果的影响，仅从理论的角度阐述了引入标注类属性信息对决策结果的改变具有一定的现实意义，但并未从实践的角度进一步验证这种影响的具体情况。

有以下几个研究方向可供参考：

（1）新属性与新理论视角下的医疗健康案例知识发现研究。本章研究引入标注类属性信息，初步尝试从评价有用性、非语言信息等新引入理论的视角出发分析案例的属性信息，初步探索了标注类属性对相似案例检索的影响，并从理论的角度阐述了综合考虑案例内部属性与外部标注类属性对医疗决策结果的影响[18]。因此，未来可以进一步研究医生文本评论内容对诊疗决策结果的影响，以及医生评价信息对 CBR 系统推荐结果改变的具体影响。

（2）更多不同类型疾病数据的差异对比研究。本章研究仅对两种疾病数据进行探索，未来可以收集更多不同类型的患者医疗数据，探索本章研究提出的设想是否具有一般通用性，在不同的数据集之间存在多大差异。

（3）大数据、云计算、物联网等新兴信息技术的跨库医疗健康案例融合与知识发现研究。探索大数据、云计算、物联网等技术环境下跨库医疗健康案例知识的快速集结、深度融合方法和动态个性化服务机制。

8.10　本 章 小 结

本章研究基于医院信息资源量级不断变化、患者疾病种类日益复杂多变的背景下，综合分析了目前案例信息集结对方法的需求、案例库维护对评估指标的需求，以及医务工作人员对决策知识的需求，在此基础之上，将"基于 *F*-Score 与 SVM 的特征选择方法"、"基于遗传算法的权重获取方法"以及"基于集成角度与距离的相似度计算方法"进行组合作为一种优化的 CBR 流程，应用于冠心病与乳腺癌等慢性病的健康决策领域，并引入标注类属性信息，探索其对于相似案例推荐排序、医院诊疗决策结果的影响。此外，为了使标注类属性的研究更加具有理论性，本章研究新引入评价有用性、非语言信息等概念或理论。

随着大数据时代的到来和智慧医院、智慧养老建设的快速推进，医疗健康数据呈现指数级增长，医疗健康案例信息资源的不断增加，给案例库维护与管理带来巨大挑战。标注类属性信息的引入，对于案例库的维护与管理有着非常重要的意义。首先，标注类属性信息具有重要价值，它的引入可以为案例库维护过程中案例评价提供直接依据；其次，标注类属性信息的集结，为每一个案例增加了一个集结值，该值有助于对案例的质量进行标记，便于长期使用；最后，标注类属性的加入，为每个案例赋予了一个优先级权重，在实际的案例应用中，有助于加大优质案例被重用的可能性。

参 考 文 献

[1] Aamodt A，Plaza E. Case-based reasoning：foundational issues，methodological variations，and system approaches. AI Communications，1994，7（1）：39-59.

[2] de Mantaras B L，McSherry D，Bridge D，et al. Retrieval，reuse，revision and retention in case-based reasoning. Knowledge Engineering Review，2005，20（3）：215-240.

[3] Guessoum S，Laskri M T，Lieber J. RespiDiag：a case-based reasoning system for the diagnosis of chronic obstructive pulmonary disease. Expert Systems with Applications，2014，41（2）：267-273.

[4] Gu D X，Liang C Y，Bichindaritz I，et al. A case-based knowledge system for safety evaluation decision making of thermal power plants. Knowledge-Based Systems，2012，26：185-195.

[5] 贾兆红，倪志伟，赵鹏. 用遗传算法挖掘范例库中的特征项权重的方法. 计算机工程，2003，29（14）：71-73.

[6] Gu D，Liang C，Zhao H. A case-based reasoning system based on weighted heterogeneous value distance metric for breast cancer diagnosis. Artificial Intelligence in Medicine，2017，77：31-47.

[7] 严建援，张丽，张蕾. 电子商务中在线评论内容对评论有用性影响的实证研究. 情报科学，2012，（5）：713-716.

[8] 于丽萍，夏志杰，王冰冰. 在线评论对消费者网络购买意愿影响的研究. 现代情报，2014，34（11）：34-38.

[9] Mudambi S M，Schuff D. What makes a helpful online review? A study of customer reviews on amazon.com. MIS Quarterly，2010，34（1）：185-200.

[10] Kim H，Seo J. High-performance FAQ retrieval using an automatic clustering method of query logs. Information Processing & Management，2006，42（3）：650-661.

[11] 郝媛媛，叶强，李一军. 基于影评数据的在线评论有用性影响因素研究. 管理科学学报，2010，13（8）：78-88.

[12] 廖成林，蔡春江，李忆. 电子商务中在线评论有用性影响因素实证研究. 软科学，2013，27（5）：46-50.

[13] Yin D，Bond S D，Zhang H. Anxious or angry? Effects of discrete emotions on the perceived helpfulness of online reviews. MIS Quarterly，2014，38（2）：539-560.

[14] 施晓菁，梁循，孙晓蕾. 基于在线评级和评论的评价者效用机制研究. 中国管理科学，2016，24（5）：149-157.

[15] Kim S M, Pantel P, Chklovski T, et al. Automatically assessing review helpfulness//Conference on Empirical Methods in Natural Language Processing. Association for Computational Linguistics, 2006: 423-430.

[16] Weimer M, Gurevych I. Automatically assessing the post quality in online discussions on software//Ananiadou S. Meeting of the ACL on Interactive Poster and Demonstration Sessions. Association for Computational Linguistics, 2007: 125-128.

[17] Cao Q, Duan W, Gan Q. Exploring determinants of voting for the "helpfulness" of online user reviews: a text mining approach. Decision Support Systems, 2011, 50 (2): 511-521.

[18] Liu D, Schaubel D E. Why are you telling me this? An examination into negative consumer reviews on the Web. Journal of Interactive Marketing, 2007, 21 (4): 76-94.

[19] 周小甲, 周庆利, 李昊旻, 等. 中文病历文本中时间信息自动标注. 中国生物医学工程学报, 2012, 31 (3): 434-439.

[20] Grimes C A, Riddell L J, Nowson C A. Consumer knowledge and attitudes to salt intake and labelled salt information. Appetite, 2009, 53 (2): 189.

[21] Banterle A, Cavaliere A, Ricci E C. Food labelled information: an empirical analysis of consumer preferences. International Journal on Food System Dynamics, 2012, 3 (2): 156-170.

[22] Zhang D, Zhou L, Kehoe J L, et al. What online reviewer behaviors really matter? Effects of verbal and nonverbal behaviors on detection of fake online reviews. Journal of Management Information Systems, 2016, 33 (2): 456-481.

[23] 邓朝华, 鲁耀斌. 电子商务网站用户的感知因素对满意度和行为的影响研究. 图书情报工作, 2008, 52 (5): 70-73.

[24] Yang H, Guo X, Wu T. Exploring the influence of the online physician service delivery process on patient satisfaction. Decision Support Systems, 2015, 78: 113-121.

[25] 胡中辉, 李烨, 蔡云泽, 等. 基于属性约简及支持向量机的医疗诊断决策研究. 计算机工程与应用, 2005, 41 (13): 183-185.

[26] 梁吉业, 曲开社, 徐宗本. 信息系统的属性约简. 系统工程理论与实践, 2001, 21 (12): 76-80.

[27] Zhang L, Coenen F, Leng P. Formalising optimal feature weight setting in case based diagnosis as linear programming problems. Knowledge-Based Systems, 2002, 15 (7): 391-398.

[28] Renaud J, Levrat E, Fonteix C. Weights determination of OWA operators by parametric identification. Mathematics & Computers in Simulation, 2008, 77 (5~6): 499-511.

[29] Schaaf J W. Fish and shrink. a next step towards efficient case retrieval in large scaled case bases//Smith I, Faltings B. European Workshop on Advances in Case-Based Reasoning. Berlin: Springer, 1996: 362-376.

[30] Skalak D B. Prototype and feature selection by sampling and random mutation hill climbing algorithms. Machine Learning Proceedings，1994：293-301.

[31] Wilson D R，Martinez T R. Improved heterogeneous distance functions. Journal of Artificial Intelligence Research，1996，6（1）：1-34.

[32] Gu D X，Liang C Y，Li X G，et al. Intelligent technique for knowledge reuse of dental medical records based on case-based reasoning. Journal of Medical Systems，2010，34（2）：213-222.

[33] Zhang J，Rasmussen E M. Developing a new similarity measure from two different perspectives. Information Processing and Management，2001，37（2）：279-294.

[34] Alizadehsani R，Habibi J，Hosseini M J，et al. A data mining approach for diagnosis of coronary artery disease. Computer Methods & Programs in Biomedicine，2013，111（1）：52-61.

[35] Arabasadi Z，Alizadehsani R，Roshanzamir M，et al. Computer aided decision making for heart disease detection using hybrid neural network-Genetic algorithm. Computer Methods and Programs in Biomedicine，2017，141：19-26.

[36] Bonow R O，Mann D L，Zipes D P，et al. Braunwald's Heart Disease：A Textbook of Cardiovascular Medicine. New York：Elsevier Health Sciences，2011.

[37] Lavrac N. Selected techniques for data mining in medicine. Artificial Intelligence in Medicine，1999，16（1）：3-23.

[38] 刘波.考虑标注类属性的医疗案例信息集结与案例库维护研究. 合肥工业大学硕士学位论文，2018.

第9章　数据驱动的老年人健康知识组织与决策研究和展望

9.1　基于案例大数据的老年人健康知识协同发现

　　长期以来，对老年人的健康管理尤其是健康评估工作主要通过健康统计调查完成[1]。一般通过统计调查获取的信息是特定区域、特定人群的总体健康状况，采集的信息点有限、频次不高。这些数据与医疗系统和老年养老服务系统里的数据彼此相互独立，没有互联互通，难以在实践中为面向老年人个体实时、长期持续的健康服务提供有效支持。经过过去二十多年的医疗卫生信息化建设，医疗卫生服务机构已经积累了丰富的健康数据资源，可以总体上评价老年人的健康状况，但其评估的粗略性远不能满足日益增长的健康服务需求。当前，我国医疗健康信息化进入了新的阶段，呈现出一些新特点。

　　（1）医疗健康数据资源逐步整合。虽然医院、社区卫生服务机构、干休所、疗养院等医疗卫生服务机构在长期的健康评估实践中都积累了一些历史健康数据，但这些数据在空间上分布于不同区域、不同医疗和卫生服务机构的案例库中，这些案例库在评价内容、属性特征、结构等方面都有很大差异。随着智慧城市、智慧医院和智慧养老建设的推进，数据互联互通和开放共享正在稳步实现，为人工智能的应用和知识发现奠定了重要基础。一些医疗和卫生服务机构开始尝试利用这些数据建设案例库，进行知识发现，为医疗健康决策提供重要支持。这事实上是基于 CBR 的典型应用。

　　（2）健康数据质量稳步改善。由于医疗资源分布不均，加之各个机构信息管理规划和管理水平的差异性，使得过去不同机构、不同时段健康数据信息完整性、可用性等方面可能存在较大差异[2]。随着医疗卫生信息化升级和智慧医院、智慧养老建设的推进，数据质量正在改善。

　　（3）老年人健康知识发现与管理的集成化工具不断涌现。当前，面向个性化、精细化养老和健康知识管理的工具还比较缺乏[3]。但在一些医疗健康决策的具体领域，已经出现了一些应用工具辅助医生提升筛查效率，有效降低漏诊和误诊，如"腾讯觅影"。它是一款人工智能辅诊引擎工具，通过模拟医生的成长学习、积累医学诊断能力，辅助医生进行决策。目前，该工具能诊断、预测 700 多种疾病，基本覆盖全学科和医院门诊 90%的高频诊断。该引擎储备了约 50 万医学术语库，超过 20 万医学标注数据库，超过 100 万术语关系规则库，超过 1 000 万健康知识库，超过 8 000 万高质量医疗知识库以及超过 1 亿的开放医疗百科数据，涵盖了绝大部分对外公开的权威医学知识库。同时，作为腾讯首个将人工智能技术应用在医学领域的产品，"腾讯觅影"具备人工智能医学图像分析和人工智能辅助诊疗两项核心能力，与一百多家三甲医院达成了合作。该工具还聚合了腾讯公司内部包括人工智能 Lab、优图实验室、架构平台部等多个人工智能团队，把图像识别、深度学习等技术与医学跨界融合，用于筛查常见恶性肿瘤的智能产品。该产品筛查一个内镜检查用时不到 4 秒，对早期食管癌的发现准确率高达 90%，能大大提高当前早期食管癌 10%的检出率，而且速度更快。除了食管癌早期筛查，该工具未来也有望支持筛查早期肺癌、糖尿病性视网膜病变、乳腺癌等病种。

　　未来一个可能的重要发展方向是对各种健康案例大数据进行深度融合，研究基于医养案例大数据的老年慢性病知识发现方法与服务平台。该平台利用跨组织大范围医疗健康案例数据对老年人健康状况进行全面动态评估，通过多案例库协同的 CBR 实现健康信息资源与评估管理资源的全面整合和有效利用[4]。图 9.1 为一个基于多案例库进行知识发现的 CBR 基本框架。

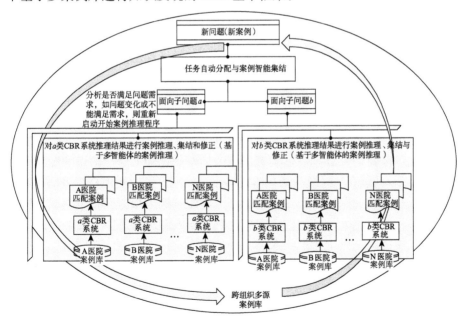

图 9.1　一个基于多案例库进行知识发现的 CBR 基本框架

　　基于多案例进行知识发现有利于发挥不同的医疗卫生组织在老年人心理健康、身体健康、功能、社会完好性等各个方面的比较优势和更加充分地整合和利用信息资源。其中需要解决的关键问题包括：医养案例和健康知识的表达方法、多 CBR 评估需求的建模、多层次复杂老年人健康案例知识的动态快速获取、多层 CBR 系统间协作一致性的度量与优化、异构案例知识的集成、多源异构案例的快速集结等。这些关键问题的解决，不仅为健康数据资源整合和知识发现提供重要工具，也将推动 CBR 技术突破传统的单组织、单案例库、静态和有限规模的知识推理框架，走向多组织、多主体、多案例库和多 CBR 系统高度协作的高级 CBR 阶段，推动 CBR 理论的发展。

　　下面从老年人健康案例管理体系、多案例协同知识表达和多案例协同知识推理等三方面对一些研究热点和关键科学问题进行进一步探讨。

　　（1）面向多案例库协同评估的老年人健康案例管理体系。老年人健康评估案例在空间上位于不同的地区，在隶属关系上属于不同的社会组织与管理机构，在内容上又涉及身体、心理、日常活动功能、社会完好性等多个方面的不同层次。需要面向跨组织案例资源整合，建立多层次、跨组织的集成案例资源管理体系。为了实现协同推理，需要通过跨组织大范围案例的分层次组织管理，对不同的老年人慢性病和其他健康状况进行分类，建立可以满足不同评估层面和任务需求分类多层次的老年人健康管理体系[5]；通过建立不同层次决策过程中各个组织、各个推理主体之间的协作方式，基于结构方程建立跨组织、多主体协作关系模型，研究和构建不同组织、不同主体协同一致性强度评价的定性分析与定量建模方法，解决信息交流、冲突协商等问题；基于 HL7（Health Level 7，卫生信息用户层）智能代理实现老年人健康评估案例数据转换和信息集成方法，以及大数据环境下大规模案例资源的快速组织和共享方法。

　　（2）面向多案例库协同评估的老年人健康案例知识表达。老年人健康状况是一个动态演化的过程，多组织、大规模的老年人健康案例也具有多样性、多元异构、不确定性、表达不一致等显著特征[6, 7]。这些特征决定了在老年人健康知识表达层面，需要研究和建立多模态信息、动态信息和不确定信息的知识表示方法体系。基于扩展 HL7 词汇语义本体案例表示模型，可以实现跨组织信息和知识交流中的语义差异和跨平台操作。在老年人健康案例表示方面，可以灵活地采取不同的表达方式。例如，利用语义本体捕获老年人健康管理中本质的概念结构，在共享语义本体的基础上为老年人健康评估建立特定的案例库。同时，通过本体进化调整以适应领域知识结构的变化；采用 Protégé-OWL 和 Protégé Frames 建立本体、定义数据和录入实例，或者运用模糊 Petri 网（fuzzy petri net，FPN）和时间序列分析进行案例动态知识表达。FPN 在一般 Petri 网的基础上融入了模糊集理[8]，可用一个十元组 FPN=（P, T, D, I, O, M, Th, W, f, β）表示。在

FPN 基本理论的基础上，针对老年人健康管理中信息动态演化的特征，通过融合时间序列分析建立基于改进 FPN 的老年人健康动态知识表示方法，并在此基础上进一步得到知识模型结构的动态调整方法[7]。此外，融合时间序列分析的 FPN 还可用于案例修正规则的表达并对建立后的案例修正模型进行实时动态调整。

（3）老年人个性化健康服务的多案例库协同知识推理方法。首先，老年人个性化健康案例知识推荐建立在跨组织资源共享的基础之上，要在松散耦合的和独立的跨组织案例库中进行一致性的案例检索和重用[9]。为此，必须处理由跨组织案例库之间语义的不一致性所造成的互操作性冲突。为了解决不同组织的异构案例库集成和实现深度协同，可以考虑包括协同推理、协同代理、本体、案例目录和案例库等多个层次的老年人健康评估 CBR 分层模型，以及各个层次的任务分工和协作方式、方法。其次，老年人健康数据规模、评价任务、案例特征属性选择的非静态性，以及老年人年龄、健康生命周期演化性、城乡等时空因素，使得老年人具有动态、多层次和复杂多样性的知识获取需求，常规 CBR 基于属性匹配推理已经无法满足要求。因此需要考虑案例属性匹配和各种时空关联建立案例数据、时空数据和老年人健康评估结果的关联关系模型。为了实现高效的 CBR 协同，还可以运用概率网络和多智能体技术解决多案例库之间的协作优化。老年人健康评估 CBR 系统包括顶层 CBR 系统和各个社区/医院、各个健康层面的子 CBR 系统，是一个规模较大、结构较为复杂的系统。运用概率网络和多智能体技术可以对各个组织、各个评估推理主体和各个 CBR 系统进行协作。可以对每个子 CBR 系统分别建立一个多智能体组织、消息传递机制和协作模式，以便对各个子 CBR 系统的目标、功能和资源进行合理安排和实现有效协作。此外，在健康知识推理过程中应考虑如何将各种物联网、智能传感设备、非接触式技术采集的实时动态融入进来，利用动态时空数据，提高推理的准确性和个性化方案推荐的精度。在有机器人部署的人机协同环境下，还应研究机器行为模式，构建人机协同推理的知识获取机制。

9.2 医养大数据驱动的老年人健康知识组织与动态服务机制

老年人慢性病相关数据分散于隶属于政府、医院、社区卫生服务机构、互联网服务提供商等不同组织的众多封闭的系统中，具有多源性、结构差异性、动态演化性、关联复杂性等典型特征，具体如下：①多源性。新兴信息技术的发展，改变了传统数据收集、存储及管理的方式，目前，各级组织或机构中已经存储了海量的慢性病相关健康数据，导致数据的来源较为广泛，如国家统计部门、政府卫生管理部门、医疗服务机构、社区卫生服务机构、互联网公司、医药企业、互联网中海量的网址等，如何从多源数据库中聚合有效的慢性病数据是本课题需要解决的其中一个难题。②结构差异性。多源性的存在必然会导致数据的结构性差异，不同组织或机构在业务需求、信息系统、信息技术应用情况等多个方面上存在差异，使得其在采集数据时采用的方法、规格均会有很大的不同，有效地利用多源慢性病健康数据，必须统一规范数据的表达方式以及存储结构，以便于慢性病健康数据的深度聚合与快速集成。③动态演化性。老年人的健康状况存在生命周期性，不同的年龄阶段、不同的犯病时长、不同的体质情况，都会使得慢性病的情况存在一定的差异，对应的所产生的健康数据也会有不同，因此，不同的主体对于知识的需求会存在很大的差异。④关联复杂性。由于不同用户个体的差异，以及不同组织机构的差异，慢性病的健康信息数据必然存在一定的差异性。但对于同类慢性疾病或是同类犯病群体，健康信息数据之间必然会存在复杂的关联性，如同一个体的时空关联、不同个体的同种慢性病关联等。

基于上述特征分析可知，对老年人慢性病科学化预防、干预与精细化管理提供有效的信息与知识，就需要将各种分散、孤立的大规模、多源异构的健康数据进行深度聚合、集成，需要有可随着需求变化而进行快速敏捷响应的动态知识服务机制。其核心问题涉及多模态异构信息融合和数据处理、信息动态集成与服务等过程。

首先，在信息融合与数据处理方面，老年慢性病管理涉及物理世界和网络世界多种来源的异构数据，具有规模大、来源分散、形式和结构多样、多态性和时序性、可信任程度不同等特点。一些健康数据还存在偏差、残缺与不一致性、不准确性。这些信息资源反映了老年人慢性病预防、干预与管理的信息与物质基础，需要按照需求进行组织、评价、过滤和管理。需要解决的问题包括：①多模态信息融合方法。慢性病相关健康数据不但具有多元、高维、海量等特征，而且数据的采集尺度、价值密度等也可能存在较大差异，语用信息不一致。需要研究和构建面向云服务的 Web 健康大数据统一价值度量方法；建立面向健康信息生命周期的多模态信息表达模型和多尺度高维信息融合方法；构建云环境下基于人工神经网络和多智能体技术的多传感高维健康数据（如可穿戴设备感知数据）的特征信息提取、分析方法与智能化信息融合算法；建立面向慢性病防治与管理动态需求的决策级多元、异构、高维信息融合模型和多模态智能推理方法。②海量和复杂关联数据的信息质量评价方法。根据老年人慢性病防治与管理对数据质量的需要，构建不完备信息处理模型；分析多源异构健康数据可用性的表达机理和判定定理，建立可用性规则判定系统；针对网络信息资源的起源管理，建立数据的查询、跟踪和信息质量评价模型，建立跨组织多源海量慢性病信息一致性的识别度量方法。③健康本体学习系统建模与资源语义深度标注方法。为了实现数据融合，需要构建大量的领域本体。为了适应大量领域本体自动化构建的要求，需要有高度智能化的本体学习技术和本体学习系统，实现慢性病领域本体构建的自动化、智能化与知识库的动态组织，实现领域知识的语义深度标注的智能化，帮助实现老年人慢性病信息资源的语义化、有序化和知识化[10, 11]。

其次，在信息动态集成方法上，要实现基于健康状态演化的知识动态集成。不同机构或主体对慢性病知识的需求存在较大的差异性，老年人慢性病的生命周期和动态演化性也决定了老年患者对慢性病知识的需求具有动态多变的特性，加之相关健康数据规模庞大和高度复杂性，给应需而变的慢性病数据实时处理和动态知识集成带来了挑战。因此，需要研究和解决云环境下多源健康大数据的实时处理模型和动态快速集成方法，为构建基于健康状态演化的老年人慢性病知识服务系统提供知识处理技术与手段。具体包括：进行基于时空关系的高维、复杂关联数据立体化建模和可视化，构建带有评价标注信息的多案例知识集成方法，建立基于多源信息密度算子的立体化高维案例信息集结模型，云服务环境下的智能化案例自动修正方法，以及面向时间序列病情数据、高维案例数据和慢性病通用知识的集结模型与云环境下基于老年健康状态演化的动态知识集成模型[12]，为实现应需而变的慢性病知识动态服务奠定基础。

最后，在信息服务过程中，要建立需求驱动下的老年人慢性病知识动态服务机制。老年人慢性病知识服务系统是实现老年人慢性病信息资源深度聚合和服务的载体，也是为老年人预防、干预与管理提供知识支持的重要工具，是连接健康信息资源整合与慢性病预防、干预与管理工作的桥梁。未来需要构建老年人健康服务需求演化建模与动态知识服务机制，其基本框架如图9.2所示。

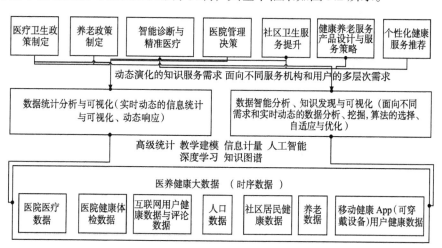

图 9.2　基于医养大数据的动态知识服务框架

不同机构和主体在老年人慢性病防治与管理中所扮演的角色不同，对老年人慢性病知识的需求也有差异。同时，慢性病具有生命周期性和演化性，患者年龄、患病时长、体质状况、认知风格、行为特征等个体特征差异都可能对知识需求产生影响。基于慢性病生命周期理论，建立在大数据环境下不同用户的知识需求特征和知识间的逻辑关系和不同用户群体视角下的知识需求模型及其动态演变与扩展机制。构建个性化服务方案建模与方案智能化生成方法，建立知识需求模型与服务方案之间的关联模型，建立适应快速多变需求的动态知识服务匹配机制。结合机器学习的相关技术，通过从用户调查和网络日志分析中挖掘不同类型用户对于老年人慢性病知识的检索和使用行为来理解不同群体用户的导航偏好和案例检索偏好，对具有相同访问行为的用户进行聚类，针对该类用户行为、兴趣、偏好智能生成个性化的服务方案，并提供信息推荐。

上述健康大数据融合方法与服务机制的构建，有利于整合慢性病相关的多源异构复杂健康数据，解决"信息孤岛""贫信息""数据分散"等问题和实现信息资源的共享和深度融合。目前，政府、医院、社区卫生服务机构、互联网公司和其他卫生服务机构均存储了大量的与老年人慢性病有关的健康数据，但真正有价值的信息并不一定能够为需求主体所直接发现与利用，引入信息融合、数据挖掘、数据建模、人工智能、云计算等方法对慢性病信息进行全面深度聚合与集成，在理论上可以为多源异构、有复杂关联的健康大数据融合、分析提供新的模型、方法，在实践上可以为老年人慢性病防治提供信息处理技术与知识挖掘手段支持，为老年人慢性病预防和老人健康促进提供了新的思路。基于健康大数据融合、分析和处理方法可以构建老年人慢性病知识服务系统，在微观层面上可以为老年人慢性病患者提供通用慢性病知识和个性化健康服务，促进老年人慢性病的预防和老年人健康水平的提高，为精细化的老年人慢性病预防、干预提供技术手段支持；在宏观上可以通过提供区域/种类的慢性病患者时空分布分析结果、慢性病服务资源分布情况和缺口分析等统计信息的分析与可视化结果，满足政府部门、医院、社区、卫生服务中心、养老服务机构等对老年人慢性病管理与决策的信息服务需求。

9.3 本章小结

本章主要介绍了大数据环境下的老年人健康知识组织与决策研究的两个重点领域和方向：基于案例大数据的老年人健康知识协同发现和基于医养大数据的知识组织和动态服务机制。前一个领域的核心技术包括多案例知识表达、多案例库协同机制、多案例知识发现、案例方案集结、多案例智能修正和方案智能快速生成。后一个领域的重点是如何有效整合来自政府、企业、医院、社区卫生服务机构等信息系统医疗健康数据和来自互联网的在线医疗健康数据，如何开发强有力的数据管理系统对不同组织的医疗、健康、养老、人口等医养健康大数据进行快速存储、抽取、集成和利用，如何面向不同机构、不同层次的需求对多源异构大规模数据进行组织、分析和知识发现。其中涉及多源、多模态信息表达和深度融合，健康知识组织，云计算环境下不同 CBR 系统的向云端迁移的策略，基于云的 CBR 知识集成系统架构，面向个性化健康信息和服务需求的快速精准推荐，适应动态多变健康信息服务需求的敏捷响应与服务机制，等等。

参 考 文 献

[1] Lai A Y, Ishikawa H, Kiuchi T, et al. Communicative and critical health literacy, and self-management behaviors in end-stage renal disease patients with diabetes on hemodialysis. Patient Education & Counseling, 2013, 91（2）: 221-227.

[2] Hooker S P, Wilcox S, Burroughs E L, et al. The potential influence of masculine identity on health-improving behavior in midlife and older African American men. Journal of Mens Health, 2012, 9（2）: 79-88.

[3] Shaban-Nejad A, Michalowski M, Buckeridge D L. Health intelligence: how artificial intelligence transforms population and personalized health. Npj Digtal Medicine, 2018, 53: 1-2.

[4] Albaba M, Cha S S, Takahashi P Y. The elders risk assessment index, an electronic administrative database-derived frailty index, can identify risk of hip fracture in a cohort of community-dwelling adults. Mayo Clinic Proceedings, 2012, 87（7）: 652-658.

[5] Ware J E, Jr. Standards for validating health measures: definition and content. Journal of Chronic Diseases, 1987, 40（6）: 473-480.

[6] Peng R, Ling L, He Q. Self-rated health status transition and long-term care need, of the oldest Chinese. Health Policy, 2010, 97（2~3）: 259-266.

[7] Xu X, Gao G. Research and implement of case-based reasoning in an multi-criteria evaluation IDSS. Computer Integrated Manufacturing Systems, 2001, 1: 004.

[8] Bajo J, de Paz J F, de Paz Y, et al. Integrating case-based planning and RPTW neural networks to construct an intelligent environment for health care. Expert Systems With Applications, 2009, 36（3）: 5844-5858.

[9] Corbat L, Nauval M, Henviet J, et al. A fusion method based on deep learning and cased-based

reasoning which improves the resulting medical image segmentations. Expert Systems with Applications, 2020, 113200.

[10] Wang J, Pan X, Li J, et al. Knowledge management consultation system based on CBR technologies . Tsinghua University (Science and Technology), 2006, 46 (s1): 990-995.

[11] Havens C T. Knowledge management system and method: US, 5924072, 1999.

[12] Setya H. Virtual knowledge management system: US, 7729924, 2010.